AF556994

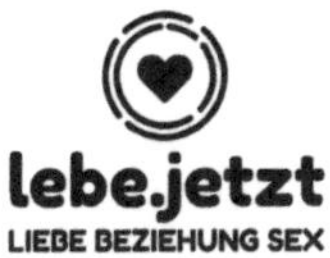
lebe.jetzt
LIEBE BEZIEHUNG SEX

Dr. Allan Warren

vorzeitiger Samenerguss

Nie mehr zu früh kommen ...

Körper-Ratgeber

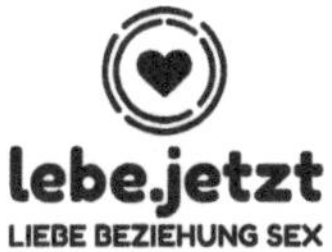

LEBE.JETZT HARDCOVER
BAND 525
1. AUFLAGE: NOVEMBER 2020

VOLLSTÄNDIGE BUCHAUSGABE
ORIGINALAUSGABE

LEBE.JETZT IST EINE MARKE VON
© 2020 BY BLUE PANTHER BOOKS, HAMBURG
ALL RIGHTS RESERVED

LEKTORAT:
MARIE GERLICH

UMSCHLAGGESTALTUNG: WWW.HEUBACH-MEDIA.DE
GESETZT IN DER TRAJAN PRO,
ADOBE GARAMOND PRO & CORPORATE S

PRINTED IN GERMANY
ISBN 978-3-7507-0971-3
WWW.BLUE-PANTHER-BOOKS.DE

Inhalt

Ein Wort an dich, lieber Leser,

Es freut mich, dass du zu einem Ratgeber gegriffen hast, der den Titel »Vorzeitiger Samenerguss« trägt – dies meine ich ehrlich und denke dabei weder an Verkaufszahlen noch an Auflagenstärke und Umsätze. Allein darauf kannst du dir etwas einbilden, denn das ist keine Selbstverständlichkeit: Viele Männer leben und lieben zu wenig bewusst, um überhaupt zu realisieren, dass sie vorzeitig kommen. Andere bemerken dieses Problem zwar, verdrängen oder ignorieren es jedoch, statt ihm ins Auge zu blicken.

Wieder andere sind zu schüchtern, träge oder ängstlich, um das Problem gezielt anzugehen und sich Unterstützung in Form eines derartigen Ratgebers zu holen.

Du siehst, allein der erste Schritt, diesen Ratgeber aufzuschlagen, unterscheidet dich positiv von vielen deiner Geschlechtsgenossen. Außerdem bin ich als Frau jedem Mann dankbar, der sich um die Lust seiner Partnerin, die Qualität seines Liebesspiels und seine Ausdauer Gedanken macht, denn eines will und darf ich dir nicht verschweigen: So erregend ein Quickie, Oralverkehr oder der Einsatz von Sextoys auch sein können – für die meisten von uns Frauen geht nichts über die klassische, ausgiebige Penetration mit deinem besten Stück.

Einen meiner anderen Ratgeber habe ich mit einer typischen Äußerung von Frauen eingeleitet: »Schatz, ich liebe dich und genieße den Sex mit dir auch dann, wenn ich einmal nicht komme.«

Obwohl dies in Ansätzen stimmen mag, kannst du mir als Beraterin in Sachen Sex und Liebesdingen, aber auch als Frau glauben: Meine Geschlechtsgenossinnen wissen es wirklich zu schätzen, wenn ein Mann gut und ausdauernd im Bett ist. Ich will hier nichts beschönigen, denn damit ist dir nicht geholfen. Ein zu kurzer Liebesakt, ein vorzeitiger Samenerguss ist eine Schwäche, er ist nervig, er nimmt dir häufig das Gefühl, ein »echter Mann« zu sein.

Wem diese Sichtweise nicht passt, der verschließt die Augen vor der Realität. Auch wenn dies sehr ernst, nüchtern und sachlich klingt, werde ich in diesem Ratgeber genauso wie in meinen Beratungsgesprächen reden beziehungsweise schreiben, wie mir der Schnabel gewachsen ist – von daher: Sollten dich flapsige Bemerkungen, kleine Seitenhiebe auf euch böse Männer, aber auch auf uns schwierige Frauen stören, sei bitte tolerant und sieh darüber hinweg. Ich liebe euch Männer, ich liebe uns Frauen und ich liebe die

Liebe – aber political correctness ist nicht mein Ding.

Auch wenn ich hoffe, dir nicht zu viel Angst eingejagt zu haben, dich nicht zu sehr verunsichert und abgeschreckt zu haben, war es mir doch wichtig, dir diese Dinge nicht zu verschweigen. Vor allem aber möchte ich dich ermutigen und dir versichern: Ausdauernder Sex ist möglich! Auch für dich!

Außerdem sei dir mir noch ein weiterer Hinweis gestattet: Wir Damen wissen es zu schätzen, wenn ein Mann sich nicht mit dem eigenen Höhepunkt zufrieden gibt und egoistisch nach der Methode »Ich zuerst!« handelt, sondern sich Gedanken um unsere Lust und unser Vergnügen macht. Mit anderen Worten: Deine Partnerin, so du in einer festen Beziehung lebst, wird dir die Arbeit an deinem vorzeitigen Samenerguss danken – bemerken wird sie es sowieso! Behalte dies bei all den Tipps und Ratschlägen, die ich dir präsentieren werde, im Hinterkopf, da es dir Sicherheit geben und dich motivieren kann, wenn du realisierst, dass dieses Problem sich nicht mit einer kleinen Pille oder in einigen wenigen Tagen lösen lässt.

Ein abschließendes Wort an dieser Stelle: Solltest du beim Sex nicht nur zu früh kommen, sondern gleichzeitig das Problem haben, häufig keine Erektion zu bekommen, kommt dieser Ratgeber zu früh. Dann solltest du zunächst dieses Problem angehen. Mit anderen Worten: Widme dich zuerst der Behebung deiner erektilen Dysfunktion und dann – falls noch immer notwendig – deinem vorzeitigen Samenerguss.

Teil I – Was du wissen solltest

Der Samenerguss an sich

Auch wenn dir der Begriff Samenerguss natürlich etwas sagt – sonst hättest du nicht zu diesem Ratgeber gegriffen –, will ich mich zu Beginn etwas intensiver mit diesem auseinandersetzen. Der Samenerguss oder auch die Ejakulation wird beim Mann in der Regel am Höhepunkt eines Orgasmus ausgelöst und bezeichnet das Ausstoßen von Sperma aus der Harnsamenröhre. Die Kombination aus sexueller Erregung und mechanischer Reizung führt zur Kontraktion der Muskeln im Umfeld von Nebenhoden, Samenleitern, Prostata und Samenblase und letztendlich auch der Beckenbodenmuskulatur. Mehrere schnelle Kontraktionen befördern das Sperma nach draußen. Dieser Vorgang dient aus evolutionsbiologischer Sicht dazu, das Ejakulat in die Scheide der Frau zu befördern, damit die enthaltenen Spermien dort in die Eileiter wandern und eine Eizelle befruchten können.

Dabei verläuft der männliche wie auch der weibliche Orgasmus in vier Phasen:

1) Erregungsphase
2) Plateauphase
3) Orgasmusphase
4) Rückbildungsphase

Erregungsphase

Während dieser ersten Phase ist noch kein körperlicher Kontakt notwendig, denn neben Berührungen können auch Gedanken, Fantasien, Bilder oder Filme sexuelle Erregung auslösen. Diese führt dazu, dass der Herzschlag sich erhöht, der Blutdruck steigt und der gesamte Unterleib stärker durchblutet wird. Blut fließt in die Schwellkörper im Penis und dieser erigiert.

Auch die ersten Lusttropfen, das Präejakulat, werden von der Cowper'schen Drüse abgegeben und erscheinen an der Eichel.

Plateauphase

Steigt die Erregung weiter an, so wird die Plateauphase erreicht und ein Orgasmus ermöglicht. Nun bekommt deine Eichel eine etwas dunklere Farbe, schwillt an und der Hodensack zieht sich weiter zusammen, wodurch deine Hoden dicht an den

Körper gezogen werden. In der Prostata vereinen sich die Samenzellen mit anderen Flüssigkeiten und die Harnröhre verschließt sich, um ein Auslaufen dieses Sekrets zu verhindern. Je mehr Sperma in diese verschlossene Kammer fließt, desto größer wird der dort herrschende Druck – der Orgasmus rückt näher.

Weitere körperliche Reaktionen sind eine Erhöhung von Muskelspannung und Atemfrequenz sowie ein Abkühlen von Körpermitte und Fingern, da zunehmend mehr Blut in den Unterleib gepumpt wird. Nebenbei bemerkt: Dieses Blut fehlt dann an anderer Stelle, beispielsweise in deinem Gehirn – einer der Gründe, weshalb ihr Männer in solchen Situationen häufig keinen klaren Gedanken fassen könnt.

Orgasmusphase

In der dritten Phase findet der eigentliche Orgasmus statt. Hat sich die Prostata erst einmal ausreichend mit Sperma gefüllt, ist der Point of no return erreicht – eine orgastische Entladung lässt sich nicht mehr aufhalten.

Von einem Moment auf den anderen ziehen sich Penis, Harnröhre, Samenleiter, die Prostata und der After mehrmals zusammen und lösen somit den Samenerguss aus.

Dabei wird das Ejakulat mit hohem Druck aus der Prostata gepresst. Es kommt zum umgangssprachlich so genannten »Abspritzen«. Wenn du deinen Samenerguss eher als Herausquellen oder Herauströpfeln des Spermas erlebst, liegt das daran, dass sich in dieser Phase die Harnröhre weitet.

Rückbildungsphase

Im Anschluss an den Orgasmus schläft der Mann aus evolutionstechnischen Gründen unweigerlich und ohne jegliches Kuscheln ein – zumindest versucht das ein oder andere Exemplar der Gattung Mann uns Frauen dies so zu verkaufen.

Tatsächlich ist es so, dass viele nach dem Orgasmus zunächst für sexuelle Reize nicht mehr empfänglich sind und von einem großen Schlafbedürfnis übermannt werden. Grund hierfür kann sein, dass der Penis wieder weich wird, Blutdruck und Blutkreislauf sich normalisieren und Atmung und Herzschlag sich beruhigen.

Theoretisch ist auch ein Orgasmus ohne Ejakulation möglich, bei dem das in der Prostata gesammelte Sperma nach und nach abgebaut wird – dies jedoch soll an dieser Stelle nicht unser Thema sein.

Wann ist früh wirklich »zu früh«?

Auf die in der Überschrift zu diesem Kapitel gestellte Frage gibt es zwar eine wissenschaftlich recht eindeutige Formulierung, nur wird diese dich nicht wirklich weiterbringen. Vielmehr ist bei der Bewertung der Zeit, die es dauert, bis du zum Höhepunkt kommst und ejakulierst, deine persönliche Einschätzung relevant – und natürlich die deiner jeweiligen Partnerin.

Wenn du es gewohnt bist, deine Partnerin stundenlang und in den unterschiedlichsten, abenteuerlichsten Stellungen zu penetrieren, wirst du vermutlich stutzen und deinen Samenerguss als vorzeitig einschätzen, wenn dieser schon nach zwanzig Minuten erfolgt. Andererseits jubelt deine neue Partnerin unter Umständen und preist dein Stehvermögen, wenn du – anders als ihr vorheriger Partner – erst nach unglaublichen sechzig Sekunden kommst.

Aus medizinischer Sicht ist vorzeitiger Samenerguss, der eigentlich vorzeitiger Höhepunkt heißen müsste, verhältnismäßig schlecht erforscht, was darauf zurückzuführen ist, dass vielen Männern diese Thematik unangenehm ist, sie nur ungern einen Urologen aufsuchen und selbst in anonymen Befragungen ausweichend antworten oder die Unwahrheit sagen. Dies führt leider dazu, dass Patienten, die unter vorzeitigem Samenerguss leiden, häufig falsch diagnostiziert oder behandelt werden.

Ein weiteres definitorisches Problem, sich diesem Themengebiet zu nähern, beschreibt Hanel: »Ejaculatio praecox (Synonyma: vorzeitiger Samenerguß [sic.], premature ejaculation) ist eine der häufigsten Störungen männlichen Sexualverhaltens. Sie wird bis zum heutigen Tag sehr unterschiedlich definiert. Während an mancher Stelle rein qualitative Maßstäbe angesetzt werden, d. h. die Befriedigung der Partnerin zur Beschreibung des Phänomens herangezogen wird, sehen andere Wissenschaftler quantitative Aspekte im Mittelpunkt und definieren E. p. in Sekunden oder Anzahl von Beckenbewegungen, die der betroffene Mann ausführen kann, bevor er ejakuliert.«

Nach Sigusch liegt ein vorzeitiger Samenerguss dann vor, »wenn der Ejakulationsablauf willkürlich vollkommen unkontrollierbar ist [...] und/oder wenn die Partnerin eindeutig aufgrund der herabgesetzten bzw. fehlenden Ejakulationskontrolle des Mannes bei eigener unauffälliger sexueller Reagibilität und vorhandener Orgasmusfähigkeit keine Möglichkeit hat, durch koitale [...] Praktiken den sexuellen Höhepunkt zu erreichen.«

Vereinfacht gesagt leidest du dann unter vorzeitigem Samenerguss, wenn du keinerlei Kontrolle über deinen Höhepunkt hast und diesen nicht hinauszögern kannst, und wenn deine Partnerin deshalb – und zwar ausschließlich beim Sex mit dir – durch Penetration keinen Orgasmus erleben kann.

Diese Unklarheit hat ein Forscherteam der International Society for Sexual Medicine (ISSM) veranlasst, folgende Merkmale für vorzeitigen Samenerguss zu formulieren:

- Ejakulation findet immer oder fast immer innerhalb von etwa sechzig Sekunden nach Einführung des Penis in die Vagina statt
- Unfähigkeit zur Verzögerung der Ejakulation bei jeder oder fast jeder vaginalen Penetration
- negative persönliche Folgen, wie etwa Leidensdruck, Ärger, Frustration und/oder die Vermeidung sexueller Intimität

Zusätzlich sei darauf hingewiesen, dass alle drei Merkmale gemeinsam auftreten müssen, damit von vorzeitigem Samenerguss im Sinne des ISSM gesprochen werden kann.

Ergänzen möchte ich, dass man eigentlich nur dann von vorzeitigem Samenerguss spricht, wenn dieser dauerhaft auftritt. Mach dir also keine Sorgen, wenn du ausnahmsweise etwas früher kommst – sag schön brav »Entschuldigung« und verwöhne uns auf anderem Wege ;). In der Realität wird die Zeitdauer bis zum Erleben des Höhepunkts nämlich von vielen Faktoren beeinflusst. Besonders schnell kann es gehen, wenn du …

- gerade deine ersten sexuellen Erfahrungen machst,
- lange Zeit enthaltsam warst,
- erste sexuelle Kontakte mit einer neuen Partnerin hast,
- die Atmosphäre zwischen dir und deiner Partnerin längere Zeit sexuell besonders aufgeladen war.

Außerdem – das wirst du bei den Fragebogen noch realisieren – können auch bestimmte Medikamente, Suchtmittel oder einfach nur dein aktueller Lebensstil die Zeit zwischen Penetration und Höhepunkt verkürzen.

Wenn wir schon dabei sind, uns mit dem Begriff des vorzeitigen Samenergusses auseinanderzusetzen, lohnt sich ein Blick auf zwei unterschiedlichen Arten der Ejaculatio praecox:

- Von einem primären oder auch *lebenslangen vorzeitigen Samenerguss* ist die Rede, wenn die Problematik seit Beginn der Aufnahme sexueller Aktivität auftritt.

- Tritt dieses Problem lediglich während einer begrenzten Phase auf, gab es einmal eine Phase, zu der die Zeit bis zum Höhepunkt als befriedigend und ausreichend erlebt wurde, spricht man von einem *erworbenen oder sekundären vorzeitigen Samenerguss.*

Nicht verschweigen möchte ich dir, dass bei dir unter Umständen alles in Ordnung ist, du jedoch unter einer fehlerhaften Selbsteinschätzung leidest.

So wie uns Frauen Instagram und Co. häufig ein völlig unrealistisches Körperbild vorgaukeln und selbst Frauen mit toller Figur in Magersucht und Diätenwahn treiben, lassen viele Männer sich vom wilden Treiben und nie enden wollenden Gerammel in Pornofilmen beeinflussen. Wenn du zu den regelmäßigen Konsumenten pornografischer Filme gehörst, bestimmen diese deine Sicht auf die Welt und Sex. Was diese Filmchen dir nicht zeigen, sind all die Tricks der Regisseure und Darsteller, mit denen sie dir unendlichen Sex vorgaukeln.

Mach doch die Probe aufs Exempel und kreuze für dich kurz an, wie lange deiner Meinung nach der durchschnittliche Geschlechtsakt (von der ersten Penetration bis zum Höhepunkt des Mannes) dauert:

- 0 bis 1 Minute
- 1 bis 2 Minuten
- 2 bis 5 Minuten
- 5 bis 10 Minuten
- über 10 Minuten

Na, was hast du geschätzt?

An der Universität Köln haben Forscher Studien zu diesem Thema durchgeführt und festgestellt, dass gesunde, nicht unter Ejaculatio praecox leidende Männer im Durchschnitt nach drei Minuten zum Höhepunkt kamen – also alles andere als das ewige Rein-Raus-Spiel in den von dir heimlich geguckten Filmchen. Andere Studien geben die durchschnittliche Dauer mit fünf Minuten an – ebenfalls deutlich kürzer, als viele vermuten.

Und, lagst du mit deiner Einschätzung richtig? Unabhängig von all diesen statistischen Werten lass dir von einer Frau sagen, dass die Dauer sicher nicht das wichtigste Kriterium für guten Sex ist.

Und du?
Dein Samenerguss aus Sicht der Wissenschaft

Allgemeines vorab

Sexualität, gerade auch die sexuelle Leistungsfähigkeit des Mannes, ist für viele ein derart wichtiges, nicht selten die Persönlichkeit beeinflussendes Feld, dass die eigene Einschätzung nicht immer der Realität entspricht:

- Ist deine Partnerin aus ihrer vorherigen Beziehung einen 30-Sekunden-Schnellspritzer gewöhnt, wird sie dich als sexuell überragenden Hengst empfinden, wenn euer Liebesspiel doch tatsächlich ganze sechzig Sekunden dauert.
- Hattest du in jungen Jahren eine besonders stark ausgeprägte Leistungsfähigkeit und konntest stundenlang Liebe machen, wird es dir im Alter äußerst problematisch erscheinen, wenn du gelegentlich schon nach dreißig Minuten zum Höhepunkt kommst.

Ein weiterer wichtiger Aspekt ist, wie bereits angesprochen, der Konsum von Pornografie. Das regelmäßige Beobachten von Paaren, die scheinbar in den unterschiedlichsten Stellungen eine gefühlte Ewigkeit wild und hemmungslos rammeln, lässt in unseren Köpfen den Eindruck entstehen, dies sei die Realität. Lass dir verraten: Das ist nicht so! Das ist ein Fake! Wichtig ist an dieser Stelle, dass du deine Situation rational und mithilfe wissenschaftlicher Methoden erfasst. Dazu möchte ich gemeinsam mit dir zwei (eigentlich drei, dazu jedoch später mehr) Fragebogen nutzen.

Fragebogen 1

Der erste Fragebogen, den du bearbeiten solltest, dient lediglich dazu, Grundlegendes abzuklären. Mit ihm stellst du fest, ob du tatsächlich unter vorzeitigem Samenerguss leidest oder dir dies nur einbildest. Dieser Fragebogen arbeitet mit einer Viererskala und steht dir auch als praktischer Download bereit. Außerdem existiert zu diesem Fragebogen eine zweite Variante, zu der ich jedoch zu einem späteren Zeitpunkt mehr sagen werde.

Wie schwer fällt es dir, deine Ejakulation hinauszuzögern?

- 0 nicht schwer
- 1 etwas schwer
- 2 schwer
- 3 sehr schwer

Ejakulierst du, bevor du dies eigentlich möchtest?

- 0 (fast) nie
- 1 seltener als bei jedem zweiten Geschlechtsverkehr
- 2 häufiger als bei jedem zweiten Geschlechtsverkehr
- 3 (nahezu) immer

Kommst du bereits durch sehr leichte Stimulation zum Höhepunkt?

0 (fast) nie
1 seltener als bei jedem zweiten Geschlechtsverkehr
2 häufiger als bei jedem zweiten Geschlechtsverkehr
3 (nahezu) immer

Bist du frustriert, weil du ejakulierst, bevor du dies eigentlich möchtest?

0 überhaupt nicht
1 kaum
2 etwas
3 stark

Wie stark beunruhigt dich der Gedanke, dass deine Partnerin durch deinen vorzeitigen Samenerguss unbefriedigt bleibt?

0 überhaupt nicht
1 kaum
2 etwas
3 stark

Wenn du bei diesem kurzen Fragebogen die von dir angekreuzten Ziffern addierst, erhältst du einen Wert, der zwischen 0 und 15 liegt. Interpretieren kannst du ihn folgendermaßen:

Interpretation und Auswertung

0 bis 3 Punkte

Die Wahrscheinlichkeit, dass du unter vorzeitigem Samenerguss leidest, ist sehr gering.

Hör nicht auf den kleinen Mann im Ohr, der dir irgendwelche Probleme einreden will. Schnapp dir deine Partnerin, führe sie fein zum Essen aus, zünde zu Hause ein paar Kerzen an und erfreue dich an eurem ausdauernden Liebesspiel.

Die Ratschläge im zweiten Teil dieses Buches darfst du natürlich trotzdem gern umsetzen – und somit euer Liebesleben noch intensiver gestalten.

4 bis 7 Punkte

Es besteht die Möglichkeit, dass du unter vorzeitigem Samenerguss leidest. Darauf deuten einzelne Indizien hin.

Am besten beobachtest du dich während der nächsten Monate ganz bewusst, setzt dabei möglichst viele der Ratschläge im zweiten Teil dieses Buches um und ziehst dann Bilanz. Gern kannst du dann den Fragebogen erneut bearbeiten.

8 bis 15 Punkte

Die Wahrscheinlichkeit ist hoch, dass du tatsächlich unter vorzeitigem Samenerguss leidest. Tu etwas dagegen!

In einem ersten Schritt ist es sinnvoll, dich weiter in diesen Ratgeber einzulesen und vor allem die Tipps im zweiten Teil umzusetzen. Auf diese Weise haben bereits viele Betroffene ihre Probleme in den Griff bekommen.

Parallel dazu solltest du dich einerseits generell von einem Allgemeinmediziner durchchecken lassen. Dabei geht's noch nicht um den vorzeitigen Samenerguss an sich. Stell nur sicher, dass deine allgemeine Gesundheit in Ordnung ist und deine sexuellen Schwierigkeiten nicht Folge anderer gesundheitlicher Probleme sind.

Erst wenn du die Ratschläge im zweiten Teil ein halbes Jahr lang zuverlässig umgesetzt hast, ohne dass sich eine Besserung einstellt (um dies festzustellen, kannst du den Fragebogen nochmals bearbeiten), rate ich dir dringend, einen Facharzt aufzusuchen.

Wir Frauen haben es natürlich etwas leichter – für uns gibt es den typischen Frauenarzt. Du hingegen gehst am besten zu einem Urologen oder besser einen Andrologen, wenngleich du den Altersdurchschnitt in dessen Wartezimmer ganz schön in die Höhe treiben wirst.

Fragebogen 2

Der zweite Fragebogen, den zu bearbeiten ich dich bitten möchte, wurde von Dr. Eric Asher entwickelt. Er gibt nicht nur Aufschluss über dein primäres Problem, sondern hilft auch, damit verbundene Ursachen und Auswirkungen festzustellen. Auch diesen Fragebogen findest du als praktischen Download. Nimm dir die Zeit, jede Frage bewusst zu lesen und die richtige Antwort anzukreuzen.

1 Wie häufig hast du Probleme, deine Ejakulation bewusst zu verzögern?
- eigentlich nie (0)
- in weniger als der Hälfte der Fälle (1)
- ungefähr in der Hälfte der Fälle (2)
- meistens (3)
- eigentlich immer (4)

2 Wie schnell nach dem Eindringen in deine Partnerin kommst du zum Orgasmus?

- Ich ejakuliere bereits vor dem Eindringen (3)
- innerhalb einer Minute (2)
- zwischen einer und zwei Minuten (1)
- nach mehr als zwei Minuten (0)

3 Wie häufig ejakulierst du früher als gewollt?

- eigentlich nie (0)
- in weniger als der Hälfte der Fälle (1)
- ungefähr in der Hälfte der Fälle (2)
- meistens (3)
- eigentlich immer (4)

4 Wie häufig kommst du bereits mit sehr geringer Stimulation?

- eigentlich nie (0)
- in weniger als der Hälfte der Fälle (1)
- ungefähr in der Hälfte der Fälle (2)
- meistens (3)
- eigentlich immer (4)

5 Frustriert es dich, zu kommen, bevor du dies möchtest?

- eigentlich nie (0)
- in weniger als der Hälfte der Fälle (1)
- ungefähr in der Hälfte der Fälle (2)
- meistens (3)
- eigentlich immer (4)

6 Wie lange hast du bereits Probleme mit vorzeitigem Samenerguss?

- seit meinem ersten Geschlechtsverkehr
- seit einigen Wochen oder Monaten

7 Hast du über einen vorzeitigen Samenerguss hinaus auch Probleme, eine Erektion zu bekommen?

- Ja
- Nein

8 Hast du schon einmal Medikamente genommen, um vorzeitigem Samenerguss entgegenzuwirken?

- Ja
- Nein

9 Trinkst du pro Tag mehr als zwei Gläser Bier oder Wein?

- Ja
- Nein

10 Nimmst du aktuell Medikamente zu dir oder hast du bis vor Kurzem Medikamente genommen?

- Ja
- Nein

11 Hast du während der letzten sechs Monate illegale Substanzen oder sogenannte Partydrogen genommen?

- Ja
- Nein

12 Sind bei dir Allergien gegen Medikamente oder andere Substanzen bekannt?

- Ja
- Nein

13 Sind bei dir Probleme mit den Hoden, dem Harn- oder Verdauungssystem oder der Leber bekannt?

- Ja
- Nein

14 Leidest du unter Depressionen, Angstzuständen oder Panikattacken oder warst du deswegen in Behandlung?

- Ja
- Nein

15 Leidest du unter chronischen Herzproblemen oder Herzrhythmusstörungen?

- Ja
- Nein

16 Wurden bei dir Arterienverengungen festgestellt?

- Ja
- Nein

17 Leidest du unter Ohnmachtsanfällen?

- Ja
- Nein

18 Wurden bei dir Geisteskrankheiten oder neurologische Erkrankungen diagnostiziert oder wurdest du vor Kurzem operiert?
- Ja
- Nein

Interpretation und Auswertung

Diesen Fragebogen musst du in zwei Schritten auswerten. Addiere die bei den Fragen 1–5 hinter deinen Antworten in Klammern angegebenen Punkte. Dieser Wert gibt Aufschluss darüber, wie ausgeprägt dein Problem ist.

0 bis 4 Punkte

Höchstwahrscheinlich leidest du nicht unter vorzeitigem Samenerguss. Mach dir keine Sorgen und genieße das Leben und den Sex mit deiner Partnerin. Die Ratschläge in diesem Buch kannst du gern nutzen, um dein Liebesleben noch lustvoller zu gestalten.

5 bis 11 Punkte

Tatsächlich deutet einiges darauf hin, dass du unter vorzeitigem Samenerguss leidest, obwohl der Sachverhalt nicht eindeutig ist. Bleibe wachsam und beobachte dich genau. Setze dabei die einzelnen Tipps aus diesem Buch um und analysiere, inwieweit sie dir helfen.

12 bis 19 Punkte

Alle Zeichen deuten darauf hin, dass du wirklich von Ejaculatio praecox betroffen bist. Studiere diesen Ratgeber sorgfältig und wende gezielt die aufgeführten Methoden an!

Die weiteren Fragen helfen dir, deine Situation genau einzuschätzen und mögliche Ursachen zu identifizieren:

Frage 6:

Wenn du seit jeher mit vorzeitigem Samenerguss zu kämpfen hast, kannst du nicht erwarten, dieses Problem innerhalb kürzester Zeit zu beheben. Zeig also gerade dann Geduld, wenn du seit deinem ersten Geschlechtsverkehr vorzeitig ejakulierst.

Frage 7:

Wenn du zusätzlich Probleme hast, eine Erektion zu bekommen, liegt ein komplexeres Problem vor, das eben meist auch auf ein komplexeres Ursachengefüge hindeutet. Analysiere deine Probleme besonders genau.

Frage 8:

Wenn du den Wirkmechanismus des von dir genommenen Medikaments analysierst, kannst du bereits einen Hinweis auf eine mögliche Ursache erhalten.

Frage 9:

Übermäßiger Alkoholkonsum kann vorzeitigen Samenerguss begünstigen.

Frage 10:

Bestimmte Medikamente können vorzeitigen Samenerguss begünstigen.

Frage 11:

Bestimmte illegale Substanzen oder Partydrogen können vorzeitigen Samenerguss begünstigen.

Frage 12:

Vorzeitiger Samenerguss kann eine Reaktion auf Medikamente sein.

Fragen 13, 15 und 16:

Probleme mit den Hoden, dem Harn- oder Verdauungssystem oder der Leber, aber auch mit dem Herzen können genauso wie Arterienverengungen auf tiefergehende Ursachen hinweisen.

Frage 14:

Vorzeitiger Samenerguss kann eine Folge psychischer Probleme oder Erkrankungen sein.

Fragen 17 und 18:

Ohnmachtsanfälle, Geisteskrankheiten, neurologische Erkrankungen oder kürzlich durchgeführte Operationen können ursächlich für deine Probleme sein.

Außerdem solltest du die Anzahl deiner Ja-Antworten addieren. Diese geben einen generellen Anhaltspunkt über deinen Gesundheitszustand oder deinen Lebensstil. Hier gilt:

0 bis 3 mal Ja:

Alles im grünen Bereich! Du pflegst einen vernünftigen Lebensstil und bist ziemlich gesund. Nur weiter so! Hier finden wir die Ursache für vorzeitigen Samenerguss sicherlich nicht. Von daher bleibt dir wohl wenig anderes übrig, als dich genau in die Ratschläge des zweiten Kapitels einzuarbeiten.

4 bis 6 mal Ja:

Wirklich ungesund ist dein Lebensstil nicht, wirklich schlecht ist auch deine Gesundheit nicht. Dennoch gibt es hier viel Raum für Verbesserungen. Unter Umständen steigert sich auch deine sexuelle Leistungsfähigkeit, wenn du gesünder lebst oder andere gesundheitliche Probleme angehst. Betrachte deine Antworten nochmals ganz genau und identifiziere so Bereiche, in denen du dein Verhalten ändern möchtest. Eventuell kannst du hier eigenständig tätig werden oder du suchst einen Spezialisten für das jeweilige medizinische Fachgebiet auf. Parallel dazu solltest du die Tipps im zweiten Teil dieses Buches umsetzen.

7 bis 10 mal Ja:

Sehr gesund bist du nicht und das gilt auch für deinen Lebensstil. Bei dieser Lebensführung musst du dich nicht über eine Vielzahl an Folgeproblemen wundern. Natürlich solltest du dich ausführlich dem zweiten Teil dieses Ratgebers widmen – genauso wichtig jedoch ist es, dass du deinen Lebensstil überdenkst und änderst.

Fragebogen 1, Teil II

Ich hatte dir ja bereits eine zweite Variante des ersten Fragebogens angekündigt. Diese möchte ich dir nun im Folgenden präsentieren. Allerdings ist dieser Fragebogen nicht für dich gedacht, sondern für deine Partnerin.

Du hast richtig gehört – ich würde an dieser Stelle gern deine Partnerin einbeziehen. Da ein offenes Gespräch über die eigene, als unzureichend empfundene sexuelle Leistungsfähigkeit natürlich sehr unangenehm sein kann, habe ich dies ans Ende dieses Unterkapitels verfrachtet. Nur wenn sowohl der erste als auch der zweite Fragebogen den Verdacht bestätigen, dass du unter vorzeitigem Samenergusses leidest, ist es aus verschiedenen Gründen sinnvoll, diesen Fragebogen deiner Partnerin zu präsentieren: Unter Umständen stellt sich heraus, dass du die Situation vollkommen falsch einschätzt, vielleicht empfindet deine Partnerin euer Liebesspiel ganz anders als du. Mit Sicherheit jedoch wird es sehr hilfreich sein, offen mit deiner Partnerin zu sprechen, da sie dir helfen kann, den ein oder anderen Ratschlag aus Teil zwei dieses Buches umzusetzen. Wenn du unsicher bist, wie du das Gespräch mit deiner Partnerin beginnen oder führen sollst, findest du auch dazu einige Ratschläge und erfolgversprechende Tipps im zweiten Teil des Ratgebers.

Bitte deine Partnerin, den folgenden, dir vermutlich bekannt vorkommenden Fragebogen zu bearbeiten:

Was glaubst du, wie schwer fällt es deinem Partner, seine Ejakulation hinauszuzögern?

0 nicht schwer
1 etwas schwer
2 schwer
3 sehr schwer

Was glaubst du, wie oft er ejakuliert, bevor er dies eigentlich möchte?

0 (fast) nie
1 seltener als bei jedem zweiten Geschlechtsverkehr
2 häufiger als bei jedem zweiten Geschlechtsverkehr
3 (nahezu) immer

Hast du den Eindruck, er kommt bereits durch besonders leichte Stimulation zum Höhepunkt?

0 (fast) nie
1 seltener als bei jedem zweiten Geschlechtsverkehr
2 häufiger als bei jedem zweiten Geschlechtsverkehr
3 (nahezu) immer

Glaubst du, er ist frustriert, weil er ejakuliert, bevor er dies eigentlich möchte?

0 überhaupt nicht
1 kaum
2 etwas
3 stark

Wie stark beunruhigt dich der Gedanke daran, wie der vorzeitige Samenerguss euer Liebesleben beeinflusst?

0 überhaupt nicht
1 kaum
2 etwas
3 stark

Interpretation und Auswertung

Und? Sind dir die Fragen bekannt vorgekommen? Genau richtig! Bei diesem Fragebogen handelt es sich um das Gegenstück zu deinem ersten! Natürlich kann deshalb auch deine Partnerin auf einen Wert zwischen 0 und 15 kommen. Auch hier gilt:

0 bis 3 Punkte

Die Wahrscheinlichkeit, dass du unter vorzeitigem Samenerguss leidest, ist sehr gering.

4 bis 7 Punkte

Es besteht die Möglichkeit, dass du unter vorzeitigem Samenerguss leidest. Darauf deuten einzelne Indizien hin.

8 bis 15 Punkte

Nicht nur die Wahrscheinlichkeit ist hoch, dass du tatsächlich unter vorzeitigem Samenerguss leidest, sondern auch der Leidensdruck deiner Partnerin. Tu etwas dagegen!

Nachdem deine Partnerin nun Bescheid weiß, dass du dir Gedanken über euer Liebesleben und deine sexuelle Leistungsfähigkeit machst, ist die größte Gefahr gebannt: Sie wird dich definitiv nicht für einen selbstsüchtigen Arsch halten, dem es beim Liebesspiel egal ist, ob sie auf ihre Kosten kommt oder nicht.

Außerdem nimmt so einerseits der Druck ab, der bei jedem Geschlechtsakt auf dir lastet, und ihr habt andererseits die Chance, gemeinsam an der Lösung des Problems zu arbeiten. Im zweiten Teil dieses Ratgebers werde ich immer wieder darauf hinweisen, was sie tun kann, um dir zu helfen.

Zahlen, Daten, Fakten – die Sicht der Forschung

Bin ich der Einzige – Wie verbreitet ist vorzeitiger Samenerguss?

Wie ich bereits erwähnt habe, ist es von Zeit zu Zeit ganz normal, dass du beim Sex besonders schnell kommst. Hierfür gibt es neben Erregung, Stimmung und Atmosphäre noch viele weitere Einflussfaktoren. Interessant ist es gerade für euch Männer, wie ihr im Vergleich mit euren Geschlechtsgenossen abschneidet. Deshalb habe ich im Folgenden einige wie ich meine aussagekräftige Studienergebnisse kurz zusammengefasst.

Vorher jedoch der Hinweis: All diese Werte sind mit Vorsicht zu genießen. Gerade bei ihrer sexuellen Leistungsfähigkeit sind deine Geschlechtsgenossen besonders sensibel und neigen selbst in anonymen Befragungen häufig dazu, eher Wunschvorstellungen als tatsächliche Fakten zu präsentieren. Außerdem variieren die Werte je nach zugrunde liegender Definition und Stichprobe.

Die PEPA-Studie kommt 2007 zu der Erkenntnis, dass etwa jeder fünfte Mann über eine Ejaculatio praecox klagt. Besonders realistisch scheinen diese Zahlen, da die Daten über das Internet und somit absolut anonym erhoben wurden.

Wie kompliziert die Datenerhebung in diesem Bereich ist, zeigt die in den USA durchgeführte National Health and Social Life Survey, die gänzlich andere Ergebnisse liefert. Ihr zufolge leiden 31 Prozent aller Männer – erfasst wurden Männer zwischen 18 und 59 Jahren – und somit fast jeder dritte Mann unter vorzeitigem Samenerguss. Dieser Wert ist gleichzeitig der, der sich in der Forschung am häufigsten findet. Dabei sticht besonders die Gruppe der Älteren hervor, in der jeder zweite betroffen ist.

Detaillierter gehen Waldinger et al. vor, die mehrere Untertypen des vorzeitigen Samenergusses unterscheiden und für diese einzelne Werte erheben:

- lebenslanger vorzeitiger Samenerguss: 2,3 %
- erworbener vorzeitiger Samenerguss: 3,9 %

Darüber hinaus sind knapp 15 Prozent aller Männer von Ejaculatio praecox ähnlichen Problemen betroffen.

Als letzte Studie – und um dich endgültig zu verwirren – möchte ich Althof et al. anführen. Dieses Forscher-Team hat festgestellt, dass etwa 5 Prozent aller Männer beim Liebesspiel weniger als 120 Sekunden benötigt, um zum Höhepunkt zu kommen.

Weshalb ich dir all diese unterschiedlichen, zum Teil widersprüchlichen Studienergebnisse präsentiere?

Damit du realisierst: Du bist nicht allein!

Vorzeitiger Samenerguss betrifft unabhängig der verschiedenen Studien wirklich viele Männer! Porst bringt dies auf den Punkt: »Die Ejaculatio praecox (EP) ist die häufigste funktionelle Sexualstörung des Mannes.«

Darüber hinaus gilt, dass es vor allem in emotional aufgeladenen Situationen besonders häufig zu einem vorzeitigen Samenerguss kommt – denke nur an dein erstes Mal zurück und wie aufgeregt du damals warst. Dennoch betrifft Ejaculatio praecox prinzipiell Männer in wirklich jedem Alter.

Ursachen

Bis zum Ende des 21. Jahrhunderts hat man die Ursachen für vorzeitigen Samenerguss fast ausschließlich in der Psyche des Mannes gesucht. Mittlerweile jedoch ist vielfach belegt, dass diese Sichtweise zu kurz greift. Vielmehr können bei einer primären vorzeitigen Ejakulation beispielsweise auch neurobiologische Faktoren eine Rolle spielen. Bei der erworbenen vorzeitigen Ejakulation sind vor allem Prostataerkrankungen ursächlich.

So vielfältig die Studienergebnisse zur Verbreitung von vorzeitigem Samenerguss auch sind, so vielfältig sind mögliche Ursachen und Einflussfaktoren. Dennoch ist es wichtig, dass du diese kennst und dein Leben und Handeln kritisch beleuchtest, um zu erkennen, welche Faktoren unter Umständen deine sexuelle Leistungsfähigkeit beeinflussen. In der Regel ist es die Kombination unterschiedlichster Faktoren, die die Zeitdauer bis zur Ejakulation zum Problem werden lässt.

Drogen- und Alkoholkonsum

Unabhängig davon, dass Alkohol und Drogen deine Gesundheit in Mitleidenschaft ziehen, solltest du auf derartige Substanzen ein besonderes Auge haben, wenn du dazu neigst, zu schnell zu kommen.

Während die Korrelation zwischen Alkoholkonsum und vorzeitigem Samenerguss zwar vorhanden, aber eher niedrig ist, gilt Gleiches nicht für illegale Substanzen wie Amphetamine und Kokain. Hier haben Chou et al. mehr als 1.000 Probanden erfasst. Etwa jeder zweite von ihnen konnte Auswirkungen seines Drogenkonsums auf das Sexualleben bestätigen. Genannt wurden dabei verringerte Erektionssteifigkeit und geringere Zufriedenheit mit dem Sexualleben, aber auch erhöhte Orgasmusintensität und verlängerte Zeit bis zur Ejakulation.

Wichtig für uns ist, dass Drogenkonsumenten in dieser Studie mit 29,3 Prozent gegenüber 11,9 Prozent signifikant häufiger als die Kontrollgruppe über vorzeitigen Samenerguss klagten.

Psychische Probleme

Unabhängig von einer möglichen Suchtproblematik kann es sein, dass dein Ejakulationsproblem seine Ursache in psychischen Problemen wie Depressionen und Angst hat.

So zeigt eine Studie von Zhang et al., dass mehr als ein Viertel der Männer mit vorzeitigem Samenerguss unter Depressionen leiden. Leider gelingt es der Studie nicht, die Frage zu klären, ob die Depressionen den vorzeitigen Samenerguss verursachen oder aber der vorzeitige Samenerguss zu Depressionen führt. Mit anderen Worten: Ein Zusammenhang besteht, doch ob Henne oder Ei zuerst da waren, ist nicht geklärt.

Auch die Angst, den sexuellen Anforderungen der Partnerin nicht gewachsen zu sein, trägt unter Umständen zu vorzeitigem Samenerguss bei. Dies kann der Fall sein, wenn generelle Erektionsprobleme – beispielsweise im Zuge der Behandlung einer Diabetes – vorhanden sind, die Partnerin als sexuell besonders erfahren oder fordernd erlebt wird oder ein Mann unter unspezifischen Angsterkrankungen leidet. Dieses Problem scheint vor allem zu Beginn einer neuen Beziehung besonders stark zu sein.

Ebenso können sexueller Missbrauch und traumatische sexuelle Erfahrungen Probleme wie vorzeitigen Samenerguss nach sich ziehen.

Erektile Dysfunktion

In engem Zusammenhang mit den eben beschriebenen Auswirkungen von Angstzuständen oder -erkrankungen steht auch die erektile Dysfunktion. Dies erscheint nur logisch:

Wenn ein Mann sich bei jedem Geschlechtsverkehr Sorgen machen muss, dass sein Penis für eine Penetration nicht ausreichend hart wird, die Erektion plötzlich verschwindet und der Akt vorzeitig beendet wird, bemüht er sich unter Umständen, diesen möglichst schnell hinter sich zu bringen und – auf den ersten Blick erfolgreich – mit einem Orgasmus abzuschließen.

Seltener Geschlechtsverkehr

Dass gerade bei den ersten sexuellen Erfahrungen die Gefahr besteht, besonders schnell zu kommen, habe ich dir ja bereits erklärt. Aufregung, Erregung und Neugierde sind hier die Ursachen.

Nach dem gleichen Wirkmechanismus kann auch eine sehr geringe Häufigkeit des Geschlechtsverkehrs zu mangelnder Kontrolle und somit zu vorzeitigem Samenerguss führen. Wenn du nach einer langen Durststrecke endlich am Ziel deiner Träume angelangt bist und die Dame deines Herzens sich dir hingibt, hat sich unter Umständen bereits so viel sexuelle Erregung aufgestaut, dass euer Liebesspiel früher vorbei ist, als es euch gefällt.

Wie so häufig heizt dies den Teufelskreis der Angst erneut an: Dem vorzeitigen Samenerguss folgt der Wunsch, dies beim nächsten Mal »besser« zu machen. Daraus resultieren zunächst erhöhter Leistungsdruck und Versagensängste, im Weiteren jedoch auch eine verkürzte Dauer bis zur Ejakulation.

Frühere sexuelle Erfahrungen

Obgleich dies auf den ersten Blick unlogisch erscheint, kann ein vorzeitiger Samenerguss auch erlernt worden sein. Ein Mann, der sich während der Pubertät um einen schnellen Orgasmus bemühte, um nicht von den eigenen Eltern oder Geschwistern erwischt zu werden, hat sich unter Umständen einen vorzeitigen

Samenerguss geradezu antrainiert. Auch wenn ein unerfahrener Teenager ohne Gleitmittel oder allein durch Reibung an einem Kissen oder der Matratze masturbiert, besteht die Gefahr, dass eine feuchte Vagina ihn derart erregt, dass der Orgasmus sich deutlich früher einstellt.

Schilddrüsenerkrankungen und hormonelle Ursachen

Über- und Unterfunktionen der Schilddrüse können ebenfalls Ursache von vorzeitigem Samenerguss, aber auch von verzögertem Samenerguss und weiteren sexuellen Problemen sein.

Das Expertenteam um Carani et al. hat gezeigt, dass eine Normalisierung des Hormonspiegels sexuelle Probleme – darunter auch vorzeitigen Samenerguss – signifikant mindern kann.

Prostataprobleme

Bei Männern, die über vorzeitigen Samenerguss klagen, lassen sich Screponi et al. zufolge signifikant häufiger Probleme mit der Prostata – vor allem chronische Entzündungen und chronische bakterielle Entzündungen nachweisen.

Neurologische Störungen

Auch neurologische Störungen wie beispielsweise Multiple Sklerose, zerebrovaskuläre Erkrankungen, traumatische Hirnverletzungen oder Parkinson können unter Umständen die Ursache für deine vorzeitigen Samenergüsse sein.

Diabetes

Außerdem hat eine Vielzahl an Studien belegt, dass vorzeitiger Samenerguss und Diabetes in engem Zusammenhang stehen. So kann bei Männern, die besonders schnell ejakulieren, in nüchternem Zustand ein höherer Blutzuckerwert festgestellt werden als bei Männern, die nicht unter Ejaculatio praecox leiden. Wie genau Diabetes und vorzeitiger Samenerguss zusammenhängen, ist aktuell noch zu wenig erforscht, doch werden neurologische oder psychologische Funktionsstörungen als verbindendes Element vermutet.

Anders als noch in den 1990er-Jahren vermutet, gibt es keinerlei wissenschaftlich fundierte Hinweise, dass vorzeitiger Samenerguss genetisch bedingt sein kann. Dein biologischer Vater zählt demnach nicht zu den Risikofaktoren.

Folgen und Auswirkungen

Ein vorzeitiger Samenerguss kann sowohl dich als auch deine Partnerin stark belasten und negative Auswirkungen auf eure Partnerschaft haben, die weit über das Bett hinausreichen.

Was bedeutet vorzeitiger Samenerguss für mich?
Werfen wir zunächst einen Blick auf die für dich unmittelbaren Folgen einer solchen Problematik. Wurde auf den vorherigen Seiten aufgezeigt, dass Angst und Furchtsamkeit zu vorzeitigem Samenerguss führen können, belegen einige Studien auch den umgekehrten Effekt. Verschiedene Studien zeigen, dass vorzeitiger Samenerguss bei Männern zu höheren Angstwerten führt. Dies gilt nicht allein für die Angst vor und bei sexuellen Aktivitäten, sondern auch für Angst im Allgemeinen! Aus diesem Teufelskreis auszubrechen, stellt für viele Betroffene eine enorme Herausforderung dar. In anderen Worten: Ein sexuell wenig leistungsfähiger Mann wird mit hoher Wahrscheinlichkeit unsicher und verängstigt durchs Leben gehen. Rosen et al. haben bei Männern, die unter Ejaculatio praecox leiden, sogar Frustration und das Gefühl von Inkompetenz nachgewiesen.

Wie teuflisch derartige Zusammenhänge sind, zeigt die Tatsache, dass Frustration, gefühlte eigene Inkompetenz und geringes Selbstwertgefühl Betroffener prinzipiell zu Anspannung und Gereiztheit, vor allem aber auch zu Eifersucht führen und somit die Beziehung belasten und einem entspannten Umgang mit Sexualität und sexuellen Problemen entgegenwirken.

Dass die Sexualität in einer Beziehung generell abnimmt oder gering ist, wenn ein oder beide Partner mit der Dauer des Liebesspiels unzufrieden sind, ist leicht nachvollziehbar. Wissenschaftlich konnte jedoch nachgewiesen werden, dass Ejaculatio praecox darüber hinaus auch zu geringerer emotionaler und intellektueller Nähe zwischen zwei Partnern führt. Dies alles bedeutet, dass nicht nur dein Sexleben unter vorzeitigem Samenerguss leidet, sondern auch deine gesamte Selbstwahrnehmung. Auf diese Weise leidet dein Beziehungsleben auf nahezu allen Ebenen.

Für viele Männer wird das Streben nach größerem Stehvermögen sogar zu einer Art Besessenheit. Zwar werte gerade ich als Frau es natürlich positiv, wenn du beim Liebesspiel an meine Lust und meinen Höhepunkt denkst und deshalb einen vorzeitigen Samenerguss vermeiden möchtest, doch ist die

Kehrseite der Medaille unter Umständen konstante Unzufriedenheit mit dem eigenen Liebesleben und deiner eigenen Performance. An dieser Stelle – später deutlich mehr dazu – sei nur darauf hingewiesen, dass es mehr Möglichkeiten gibt, eine Frau zum Orgasmus zu bringen als nur die Penetration mit deinem besten Stück ;).

Die Beeinträchtigung durch vorzeitigen Samenerguss geht bei einigen Männern so weit, dass sie – wie eine Studie von Symonds et al. zeigt – eine mit Ausnahme der Sexualität glückliche Beziehung beenden.

Was bedeutet vorzeitiger Samenerguss für meine Partnerin?

Bevor ich genauer auf die Folgen eingehe, die dein vorzeitiger Samenerguss für deine Partnerin haben kann, will ich dir aufzeigen, wie kompliziert wir Frauen auch in sexuellen Dinge sein können:

- Während wir erektile Dysfunktion als medizinisches Problem anerkennen und die Schuld hierfür – rücksichtsvoll, wie wir nun mal sind – genauso wenig wie bei einer Erkältung bei euch suchen, werden wir Ejaculatio praecox in den meisten Fällen als Ausdruck eures Egoismus, eurer Rücksichtslosigkeit und eurer Geringschätzung unserer Lust und unserer Person empfinden.

Zumindest legen dies unterschiedliche wissenschaftliche Studien nahe. Dies zeigt, wie wichtig es für dich ist, das offene Gespräch mit deiner Partnerin zu suchen. Nur so kann sie Verständnis für dich entwickeln und dir helfen, deine Probleme zu überwinden, auf dass euer Liebesleben sich in die richtige Richtung entwickelt.

Während der unter vorzeitigem Samenerguss leidende Mann häufig das Gefühl hat, unzulänglich zu sein und seine Partnerin nicht ausreichend befriedigen zu können, also nicht ausreichend »Mann zu sein« (die Redewendung »seinen Mann stehen« ist zwar anderen Ursprungs, ist hier jedoch sehr treffend), bleiben wir Frauen häufig tatsächlich unbefriedigt zurück.

Dies mag in Ordnung sein, wenn es uns nur um Nähe, Intimität und Zweisamkeit ging. Dies mag als Ausnahme in Ordnung sein, wenn wir auf anderem Weg einen Orgasmus erleben durften. Auf Dauer jedoch ist diese Situation auch für uns frustrierend.

Besonders schlimm wird es für uns dann, wenn ihr Männer zu sehr verkrampft und geradezu besessen davon seid, eure Ejakulation hinauszuzögern.

Da sind:

- der nach außen hin souveräne und selbstbewusste Manager einer namhaften Hotelkette – ich bin mir sicher, du kennst den Namen oder bist sogar selbst schon dort abgestiegen –, der jegliches Vorspiel ablehnt aus Angst, die eigene Erregung zu sehr zu steigern und noch schneller zu kommen,
- der ich-bezogene Leistungssportler, dem zwar der Orgasmus seiner Partnerin egal ist, der jedoch kaum sexuelle Befriedigung erleben kann, da sein Liebesspiel schon kurz nach der Penetration vorbei ist,
- der junge Liebhaber, der sich aus Angst, vorzeitig zu kommen, beim Liebesspiel möglichst wenig bewegt und sich auch sonst während des Sex zu viele Gedanken über seinen Samenerguss und zu wenig Gedanken über die Wünsche seiner Partnerin macht, und
- die Frau, die eine Beziehung trotz des Verständnisses für die Probleme ihres Partners beendet. Der Geschlechtsverkehr mit diesem war für sie nicht nur unbefriedigend, sondern darüber hinaus auch außerordentlich schmerzhaft. Wie Kollege Manager wollte dieser sich partout

auf keinerlei Vorspiel einlassen und penetrierte seine weder emotional noch körperlich vorbereitete Partnerin lieber.

Ist ein vorzeitiger Samenerguss behandlungsbedürftig? Muss ich zum Arzt?

Auch wenn diese beiden Fragen auf den ersten Blick fast identisch scheinen, müssen sie doch unterschiedlich beantwortet werden.

Dabei fällt mir die Antwort auf die zweite Frage leicht: Ja, du musst zum Arzt! Lass dich unbedingt gründlich durchchecken, da dein vorzeitiger Samenerguss Anzeichen für eine ernsthafte Erkrankung sein kann. Ob dein vorzeitiger Samenerguss jedoch tatsächlich behandlungsbedürftig ist, lässt sich nicht so leicht beantworten, hier muss ein offenes Gespräch mit deiner Partnerin vorausgehen. Solange ihr euer Liebesleben als erfüllend und befriedigend erlebt, besteht kein Handlungsbedarf. In beiden Fällen lege ich dir beziehungsweise euch die Tipps im zweiten Teil dieses Ratgebers ans Herz – entweder lassen sich eure Probleme damit beheben oder ihr hebt euer Sexleben damit auf die nächste Stufe.

Teil II – Was du tun kannst

Nachdem du mittlerweile das theoretische Hintergrundwissen hast, deinem Problem ins Auge zu sehen, wollen wir daran gehen, dieses zu beheben. Bitte bedenke dabei, dass weder ein lebenslanger noch ein erworbener vorzeitiger Samenerguss sich von heute auf morgen abstellen lassen. Vielmehr geht die Problematik in der Regel nach und nach zurück, bis du eines Morgens aufwachst und dich fragst: »Hey, früher hatte ich doch mal ein Problem mit vorzeitiger Ejakulation! Wann hat sich dies eigentlich geändert?« Auf dem Weg dorthin stehen dir zwei unterschiedliche Wege offen:

- Du suchst einen auf sexuelle Erkrankungen spezialisierten Mediziner oder Therapeuten auf.
- Du nutzt die nun folgenden Ratschläge, liest dich ein und setzt um, was in deiner Situation sinnvoll scheint.

Wenn du auf Weg zwei vertraust, bitte ich dich um zwei Dinge:

- Wirf nochmals einen genauen Blick auf den von dir bereits ausgefüllten Fragebogen. Unter Umständen kannst du hier schon Bereiche identifizieren, an denen du arbeiten solltest.

- Trotzdem solltest du vorab deinen Hausarzt konsultieren und einen Gesundheitscheck durchführen lassen. Dies ist insofern sehr wichtig, als ich keine Medizinerin bin und vorzeitiger Samenerguss mit noch ernsthafteren Erkrankungen in Zusammenhang stehen kann. Lass bitte unbedingt medizinisch abklären, ob du gesund bist, bevor du dich allein auf den Weg machst, deine sexuelle Leistungsfähigkeit zu steigern. Stell sicher, dass du nicht unter schwerwiegenden Erkrankungen leidest und deine Ejaculatio praecox lediglich ein Symptom ist.

Du und deine Partnerin – gemeinsam zu neuen Wogen der Lust

Okay, die Theorie, die hinter dem vorzeitigen Samenerguss steckt, hast du nun intus. Jetzt wollen wir dein Problem auch praktisch angehen. Lange hatte ich überlegt, ob ich in diesem Ratgeber tatsächlich deine Partnerin adressieren und euer gemeinsames Agieren ansprechen soll. Dagegen sprechen vor allem zwei Gründe:

- Nicht jeder Mann, der unter vorzeitigem Samenerguss leidet, ist in einer festen Beziehung. Das bedeutet, unter Umständen musst (oder kannst?) du an deiner Schwäche arbeiten, ohne dich dabei mit einer Frau auszutauschen.
- Auch wenn ich dir hier abrate, gehörst du unter Umständen zu den Männern, die sich mit ihren Problemen (vor allem mit diesem einen Problem) lieber allein auseinandersetzen und ihre Partnerin hier nicht ins Vertrauen ziehen wollen (Glaubt ihr echt, wir realisieren nicht, dass ihr an vorzeitigem Samenerguss leidet?). Also tue dein Bestes – spätestens wenn erste Erfolge sichtbar werden, werden meine Geschlechtsgenossinnen und ich dies genießen.

Letzten Endes habe ich mich trotzdem entschieden, das Kapitel »Du und deine Partnerin« zu schreiben, da ich es als sinnvoll erachte, deine Partnerin – falls vorhanden – in deine Überlegungen, Gedanken und Versuche einzubeziehen. Falls dies nicht der Fall ist und du glücklicher Single bist, traue ich dir zu, die Ratschläge, Ausführungen und Anregungen in deinem Sinne zu interpretieren.

Offenes Gespräch mit deiner Partnerin

Natürlich ist dein vorzeitiger Samenerguss ein Problem – andernfalls hieltest du nicht diesen Ratgeber in Händen. Einer der wichtigsten Schritte, die du auf dem Weg zu einer Besserung gehen kannst, ist das offene Gespräch mit deiner Partnerin. Natürlich höre ich an dieser Stelle all deine Einwände:

- Ein echter Mann löst seine Probleme allein!
- Ich will sie nicht damit belästigen!
- Ich bin eigentlich nicht so der redselige Typ!
- Mir ist das peinlich!
- Bestimmt lässt sich das Problem auch ohne ihr Zutun lösen!
- Ein Gespräch kann ich auch zu einem späteren Zeitpunkt suchen, wenn alles andere nicht funktioniert hat!
- So eine Art von Beziehung führen wir nicht!

Vor dieser Aufzählung habe ich ganz bewusst von Einwänden gesprochen und nicht von Ausreden. Denn selbstverständlich kann jede der hier angeführten Aussagen ihre Berechtigung haben, selbstverständlich lösen manche Männer dieses Problem ohne auch nur ein Wort darüber zu verlieren. Dennoch möchte ich dich bitten, dies zu überdenken. Es gibt viele unterschiedliche Gründe, weshalb du mit deiner Partnerin drüber reden solltest:

- Ein echter Mann steht zu seinen Schwächen – und das macht uns Frauen an!
- Sie weiß es doch eh – oder glaubst du, es wäre ihr bislang nicht aufgefallen?
- Trotz dieses Problems ist sie mit dir zusammen – sie scheint also tatsächlich irgendetwas an dir zu mögen!
- Dass du dein Problem ansprichst und beheben möchtest, zeigt deiner Partnerin, dass ihre Lust dir nicht egal ist.
- Gemeinsam lässt sich dein vorzeitiger Samenerguss leichter beheben.
- Gemeinsam lässt sich dein vorzeitiger Samenerguss freudvoller beheben – hier gibt es tatsächlich erotische Übungsvarianten, die euch beiden Freude bereiten können.
- Deine Partnerin wird bemerken, wenn du etwas an eurem Sexleben änderst, und sich natürlich fragen, was die Gründe dafür sein können. Lass sie mit ihren Fragen nicht allein!

Außerdem empfehle ich meinen Klienten ein solches Gespräch auch, um die Sichtweise der Frau einzubeziehen. Gerade wenn du tatsächlich nicht so der redselige Typ bist und ihr nur selten oder nie über euer Sexleben sprecht, ist es gut möglich, dass ihr ganz unterschiedliche Vorstellungen von gutem Sex habt. Nicht sinnvoll ist es, wenn du deine Vorstellungen von gutem Sex (mindestens 25 Stellungswechsel aufgeteilt auf mindestens 60 Minuten) auf deine Partnerin projizierst. Vielleicht ist für deine Partnerin der Geschlechtsverkehr ja gar nicht zu schnell zu Ende. Außerdem haben Studien gezeigt, dass Paare, die offen und ehrlich über vorzeitigen Samenerguss kommunizieren, die besten Chancen haben, das Problem effektiv zu lösen.

Und wie soll ein solches Gespräch nun laufen?

Einen Gesprächsleitfaden kann ich dir natürlich nicht bieten – dafür sind wir Menschen doch zu unterschiedlich. Aber einige konkrete Ratschläge habe ich dann doch:

- Sei offen und sprich über deine Gefühle.
- Lass deine Partnerin wissen, dass dich das Problem trifft und dir ihre Lust am Herzen liegt.
- Suche keine Ausreden und behaupte nicht, du fändest sie eben so extrem heiß, sie sei für dein bestes Stück zu eng gebaut oder …
- Bemühe dich um eine lösungsfokussierte Herangehensweise: Was könnt ihr tun, um euer Liebesleben zu verbessern? Was wollt ihr aus-

probieren? Was wolltet ihr schon immer einmal ausprobieren?

- Sprich nicht nur, sondern höre auch zu! Zeige, dass dir an der Meinung deiner Partnerin gelegen ist!

Du und dein bestes Stück – get into shape!

Dass du diesen Ratgeber in Händen hältst, ist ein wichtiger Schritt in die richtige Richtung. Du kannst dir vermutlich kaum vorstellen, wie viele Männer sich das Problem des vorzeitigen Samenergusses nicht eingestehen oder es ganz bewusst ignorieren. Von daher stehen die Chancen gut, dass du die praktischen Tipps auch umsetzen wirst.

Wenn du eine sehr disziplinierte Person bist, Vorsätze konsequent umsetzt und dich durch Durchhaltevermögen und eisernen Willen auszeichnest, werden dir die im Folgenden beschriebenen Techniken etwas leichter fallen. Sowohl Stopp-Start- als auch Squeeze-Technik erfordern ebenso wie sportliche Betätigung Selbstdisziplin, Selbstdisziplin und nochmals Selbstdisziplin.

Wenn dir diese normalerweise fehlt, habe ich einen einleitenden Ratschlag für dich: Unter deinem vorzeitigen Samenerguss leidest du und unter deinem vorzeitigen Samenerguss leidet deine Partnerin – führ dir vor Augen, dass es an dir ist, Verantwortung zu übernehmen und dein Bestes zu geben, um dieses Problem zu beheben. Zieh dein Programm konsequent durch!

Stopp-Start-Technik

Weit verbreitet ist die Stopp-Start-Technik nach Semans, die du zwar auch mit Partnerin durchführen kannst, die ich an dieser Stelle jedoch in der »Single-Version« beschreiben werde.

Bei der Stopp-Start-Technik geht es vereinfacht gesagt darum, dass du masturbierst, dies jedoch mehrmals kurz vor dem Orgasmus unterbrichst. Ziel ist, dass du deine sexuelle Erregung und die Reaktion deines Körpers bewusster wahrnimmst. Auf diese Weise lernst du, auf deinen Körper zu hören und es zu realisieren, wenn du dich dem »Point of no Return« näherst, dem Punkt, an dem Orgasmus und Ejakulation sich nicht mehr zurückhalten lassen. Im englischen Sprachraum findest du hier auch die wie ich finde treffende Bezeichnung »Edging«. Du bringst dich so nahe an die Kante oder Klippe, dass du es gerade noch vermeiden kannst, darüberzukippen.

Wie genau gehst du dabei vor? Am besten in drei Schritten:

- Zunächst beginnst du zu masturbieren. Genaueres hierzu muss ich dir vermutlich nicht erklären.
- In der Sekunde, in der du kurz vor dem Orgasmus stehst, brichst du ab. Stelle jegliche sexuelle Handlungen ein, befriedige dich nicht weiter, streichle dich nicht einmal und stoppe sogar das Filmchen, das du bei der Selbstbefriedigung gesehen hast. Nimm deine Erregung ganz bewusst war, horche in deinen Körper hinein und spüre, an welchen Stellen du sexuelle Erregung empfindest. Entspanne dich dann, atme ruhig und tief ein und aus oder praktiziere eine Entspannungsübung, mit der du gute Erfahrungen gemacht hast. Warte so lange, bis du dich vollkommen beruhigt hast und die sexuelle Erregung abgeflaut ist. Dies kann gut und gern einige Minuten dauern.
- Anschließend setzt du das Masturbieren fort. Auf diese Weise bringst du dich wieder und wieder an den Point of no Return. Du kannst diesen Zyklus so oft wiederholen, wie du möchtest, bevor du dir dann endgültig erlaubst, zu kommen.

Die Stopp-Start-Technik kann dir helfen, deine Ejakulation hinauszuzögern, wird dir aber sicherlich auch deutlich intensivere Orgasmen bescheren. Nachteil dabei ist, dass diese Technik sehr zeitraubend ist und am besten mehrmals pro Woche durchgeführt werden sollte. Ein weiterer Grund, weshalb du dies am besten mit deiner Partnerin besprichst.

An dieser Stelle einige Hinweise, um maximal von dieser Technik zu profitieren:

- Gerade Männer wie du, deren Ejakulation sich zu früh einstellt – unter Umständen schon ein Leben lang – benötigen erfahrungsgemäß etwas Zeit, um sich an die Stopp-Start-Übung zu gewöhnen. Lass dich nicht entmutigen, wenn du in der Anfangszeit zu früh kommst.
- Sinnvoll ist es, wenn du in den ersten Wochen ohne Gleitgel experimentierst und erst dann dazu greifst, wenn sich erste Erfolge eingestellt haben. Auf diese Weise beginnst du die Übung in einem trockenen, sehr sterilen Umfeld, das sich deutlich von der feuchten Vagina einer Partnerin unterscheidet. Erst nach einigen Wochen unterstützt du deine Bemühungen mit Gleitgel und deine Empfindungen werden sich so langsam an den tatsächlichen Geschlechtsverkehr annähern.

- In wieweit pornografische Filme deine Bemühungen begleiten, möchte ich dir überlassen. Häufig liest du den Ratschlag, dies zu unterlassen. Ich persönlich halte es dabei wie mit dem Gleitgel. Anfangs ohne, später mit – doch große Unterschied macht dies meiner Meinung nach nicht.
- Wenn du dich an diese Übung gewöhnt hast und Erfolge erzielen konntest, aber an einen Punkt kommst, an dem sich keine weiteren Fortschritte einstellen wollen, kannst du folgende Variante probieren: Kurz vor dem Point of no Return stellst du dein Masturbieren kurz ein, atmest einige Male bewusst durch und befriedigst dich nun auf andere Weise – gern mit variierter Geschwindigkeit, weniger Druck, mit einem in den Anus eingeführten Finger etc. Hier sind deiner Fantasie keine Grenzen gesetzt.

Einige Betroffene berichten davon, mit dem Stopp-Start-Training noch bessere Erfolge zu erzielen, wenn sie anstelle der eigenen Hand eine künstliche Vagina verwenden. Diese ist im Erotikversand zu erhalten und soll Penetration und Geschlechtsverkehr möglichst realistisch simulieren. Im meinen Augen ist es tatsächlich sehr wahrscheinlich, dass die Verwendung eines solchen Sextoys effektiver ist als das reine Stopp-Start-Training.

Einige Firmen haben sogar hochentwickelte Add-ons, die mit Virtual-Reality-Filmen verknüpft werden können und ein besonders intensives Training versprechen. Wirklich wissenschaftliche Studien existieren dazu noch nicht.

Meine persönliche Einschätzung: KISS – Keep it short and simple – und verzichte auf eine derartige technische Hochrüstung.

Squeeze-Technik

Die Squeeze-Technik ist eine Modifizierung der Stopp-Start-Technik. Dabei übst du kurz vor dem Point of no Return mit deinen Fingern Druck auf deine Eichel aus, klemmst somit die Harnröhre ab und sorgst mechanisch dafür, dass deine sexuelle Erregung schnell abflaut. Die drei Schritte der Stopp-Start-Technik werden somit um einen vierten ergänzt:

- Masturbieren bis kurz vor dem Höhepunkt. Eichel mit Daumen, Zeige- und Mittelfinger umfassen. Dabei liegt der Zeigefinger oberhalb, der Mittelfinger unterhalb der Kranzfurche an der Unterseite der Eichel.

Nun die Eichel für drei bis zehn Sekunden quetschen, entspannen und sexuelle Erregung wahrnehmen und abklingen lassen. Weitermachen ;).

Auch bei dieser Technik kannst du mehrere Zyklen nacheinander durchführen. Empfohlen werden mindestens drei Stück, bevor du ejakulierst.

Ich würde dir empfehlen, die Stopp-Start-Technik dann um dieses Element zu ergänzen, wenn du dich an sie gewöhnt hast. Vermutlich wirst du anfangs etwas mit Druckpunkt und Druckintensität experimentieren müssen. Wichtig ist, dass die Ejakulation tatsächlich gestoppt wird, du aber keine zu großen Schmerzen empfindest.

Be fit!

Natürlich ernährst du dich gesund und natürlich treibst du Sport – vermutlich mühst du dich sogar im Fitnessstudio ab, um deine Muskeln zum Wachsen und deinen Bauch zum Schrumpfen zu bringen. Woher ich das weiß? Ganz einfach: Meiner Erfahrung nach bemühen sich die meisten Männer, die unter vorzeitigem Samenerguss leiden, dieses Defizit anderweitig zu kompensieren – in erster Linie durch einen Hammerbody. Auch wenn uns Frauen dies in der

Regel weniger interessiert, als du denkst: Behalte es ruhig bei – ein flacher Bauch und ein starker Bizeps sind nichts, was uns Frauen abtörnt.

Was ich dir an dieser Stelle unter dem Schlagwort *Be fit!* jedoch näherbringen möchte, ist eine etwas andere Art von Sport beziehungsweise Fitnesstraining – nämlich Sport und Fitnesstraining, um deinem vorzeitigen Samenerguss entgegenzuwirken. Hierzu gibt es zwei Ansatzpunkte, die ich beide nutzen würde:

Yoga, Pilates und Co.

Yoga, Pilates und das klassische Bauch, Beine, Po klingen nicht wirklich nach einem Training für echte Männer? Das mag sein, doch solltest du definitiv an solchen Kursen in deinem Gym teilnehmen. Nicht nur, weil du dort nette Frauen kennenlernst – selbst mich hat es einst zu solchen Kursen verschlagen – sondern auch, weil du bei diesen Trainingseinheiten Muskeln trainieren wirst, die sonst nicht nur vernachlässigt werden, sondern ganz und gar untrainiert bleiben. Bei Pilates ist das Ziel, deine sogenannte Core-Muskulatur oder das Powerhouse zu stärken. Dazu zählen die Tiefenmuskeln des Beckenbodens, Korsettmuskel, Zwerchfell und die Muskeln an der Wirbelsäule. Wichtig für dich ist dabei vor allem die

Beckenbodenmuskulatur, die als Schlinge Vorder- und Rückseite sowie die Seiten deines Beckens von unten her verbindet. Ist diese Muskulatur, die sich während eines Orgasmus kontrahiert, gut ausgebildet, wirkt dies Studien zufolge effektiv vorzeitigem Samenerguss entgegen. Von einem derartigen Training profitieren acht von zehn Männern. Aber auch Yoga oder Bauch, Beine, Po trainiert diese Muskulatur, verbessert deine Körperbeherrschung und deine Sexualität.

Kegelübung

Keine Angst, mit der Kegelübung will ich dir nicht weismachen, dass deine sexuelle Leistungsfähigkeit zunimmt, wenn du in einen Kegelverein eintrittst und dort fleißig mittrainierst. Vielmehr geht die Kegelübung auf einen amerikanischen Urologen namens Kegel zurück. Mit ihr trainierst du deinen Musculus Pubococcygeus, den du unter Umständen auch unter der Bezeichnung PC-Muskel kennst. Erfahrungsgemäß gehst du in vier Schritten vor, um diesen Muskel zu stärken und gezielt einzusetzen:

(1) Identifiziere deinen PC-Muskel

Platziere zwei Finger zwischen deinen Hoden und deinem Anus. Stelle dir nun vor, du würdest beim Wasserlassen den Urinstrahl bewusst unterbrechen und zurückhalten. Durch die Kontraktion des Muskels, den du dazu anspannen musst, werden deine Finger eine minimale Bewegung spüren. Dies ist der Muskel, den es zu trainieren gilt. Achte darauf, dass du wirklich nur diesen einen Muskel anspannst und nicht auch noch deine Bauch-, Bein- oder Gesäßmuskulatur. Wenn du Probleme haben solltest, deinen PC-Muskel zu lokalisieren, kannst du alternativ auch mehrere Gläser Wasser trinken, dich auf die Toilette setzen und den Urinstrahl mehrfach unterbrechen.

(2) **Gewöhne dich daran, deinen PC-Muskel anzuspannen**

Auch wenn du deinen PC-Muskel nun lokalisiert hast, wirst du anfangs vermutlich noch etwas damit zu kämpfen haben, ihn gezielt anzuspannen. Besonders lustig finde ich bei der direkten Arbeit mit meinen Klienten immer deren angestrengten Gesichtsausdruck, wenn sie beim Versuch, diesen kleinen Muskel isoliert zu kontrahieren, wirklich ihren gesamten Unterkörper krampfhaft anspannen. Deshalb: Lass dir Zeit und nutze jeden Moment, um dich daran zu gewöhnen, deinen PC-Muskel anzuspannen.

(3) Trainiere deinen PC-Muskel

Hier existieren ganz unterschiedliche Varianten:

- Kontrahiere deinen PC-Muskel 20 Mal, lege dann eine kurze Pause ein und wiederhole den Zyklus.
- Kontrahiere deinen PC-Muskel, halte die Spannung für vier Sekunden, löse die Spannung. Wiederhole diesen Zyklus fünf Mal.
- Kontrahiere und entspanne den PC-Muskel so schnell wie möglich. Wiederhole diesen Zyklus zehn Mal.
- Kontrahiere den PC-Muskel, halte die Spannung für zehn Sekunden, löse die Spannung möglichst langsam. Wiederhole diesen Zyklus fünf Mal.

Im Idealfall setzt du gerade zu Beginn deines Trainings jede dieser Varianten ein, da es individuell verschieden ist, auf welche du am besten ansprichst. Dies kannst du bei nahezu jeder Gelegenheit tun – bei der Autofahrt, während eines langweiligen Vortrags oder ganz entspannt nach dem Zubettgehen. Prinzipiell solltest du von Training zu Training entweder die Dauer oder die Anzahl der Wiederholungen erhöhen – auf dass jede einzelne Trainingseinheit anstrengend ist und dich wirklich fordert. Behalte dieses Training mindestens vier Wochen bei, bevor du Resultate erwartest. Als Tech-Freaks, zu denen manche Männer zählen, möchtest du unter Umständen eine App nutzen. Hier existieren beispielsweise *Stamena* und *Kegel Trainer*. Auch beim Masturbieren kannst du kurz vor dem Höhepunkt Kegeln. Finde so heraus, wie du deinen PC-Muskel anspannen musst, um den Ejakulationsdrang zu minimieren und den Orgasmus noch etwas hinauszuzögern.

(4) **Setze deinen PC-Muskel beim Liebesspiel bewusst ein**
Wenn sich beim Geschlechtsverkehr ein vorzeitiger Orgasmus andeutet, spannst du deine trainierte Muskulatur an. Aber Achtung: Bei einigen Männern ist es nicht die Kontraktion, die den Ejakulationsdruck verringert, sondern die darauf folgende Entspannung. Horche in dich hinein und tue, was dir guttut.

Techniken und Tools während des Liebesspiels

Wenn du wirklich offen mit deiner Partnerin gesprochen hast, bist du nun in einer guten Situation. All die Tipps und Tricks, die ich dir auf den folgenden

Seiten vorstellen werde, kannst du ganz offen und ungeniert einsetzen. Wenn du das offenen Gespräch bislang gemieden hast, musst du dich auf kritische Nachfragen einstellen, wenn du aus heiterem Himmel zurück zum guten alten Kondom möchtest, urplötzlich einen Ring um dein bestes Stück trägst oder kurz vor dem Orgasmus beim Liebesspiel einen besonders konzentrierten Gesichtsausdruck bekommst.

Denn ich möchte dir zeigen, ...

- wie du die Squeeze und Kegel-Technik auch beim Liebesspiel mit deiner Partnerin praktizierst,
- wie du durch Ablenkung länger durchhältst,
- wie Kondome und Penisringe dein Problem reduzieren können,
- weshalb einmal vielleicht doch keinmal ist und
- wieso du zum Zungenakrobaten werden solltest und wie dir ein perfekter Cunilingus gelingt.

Squeeze-Technik und Kegel-Technik

Im Idealfall haben dir der gezielte Einsatz von Stopp-Start-Technik, Squeeze-Technik und Kegelübung beim Masturbieren bereits geholfen, deinen Samenerguss zu verzögern. Falls nicht, gibt es die ein oder andere Möglichkeit, die du auch während des Geschlechtsverkehrs einsetzen kannst, ohne deine Partnerin zwingend zu involvieren. Teste sie einfach an und finde heraus, wovon du profitierst:

Kegelübung

Wenn dein PC-Muskel einerseits ausreichend trainiert ist und du andererseits bewusst realisiert hast, wie du diesen kontrahieren musst, um den Orgasmus zu verzögern, kannst du das beim Sex gezielt einsetzen. Sobald sich dein Orgasmus nähert, kegelst du einfach. Mit etwas Übung ist dies möglich, ohne dass deine Partnerin etwas davon mitbekommt.

Squeeze-Technik

Die Squeeze-Technik ohne Wissen der Partnerin einzusetzen, ist etwas schwieriger, aber auch dies praktizieren meine Klienten teilweise. Dazu musst du den Geschlechtsakt kurz unterbrechen und deinen Penis aus der Vagina deiner Partnerin ziehen – wie sonst solltest du auch deine Eichel mit den Fingern bearbeiten? Anschließend umfasst und quetschst du dein bestes Stück, wie beim Masturbieren geübt. Viele meiner Klienten berichten davon, ihre Partnerin währenddessen oral zu verwöhnen, um das Liebesspiel für diese nicht wirklich zu unterbrechen.

Alternativ – und da ich eine Freundin von offenen klaren Worten bin, würde ich dir das empfehlen – kann auch deine Partnerin diesen Part übernehmen. Ihr baut sozusagen die Squeeze-Technik in euer Liebesspiel ein. Voraussetzung: Du hast offen mit ihr über dein Problem gesprochen.

Ersatzfokussierung – Ablenkung

Althof hat festgestellt, dass Männer, die unter vorzeitiger Ejakulation leiden, Angst haben, sich zu sehr auf das Liebesspiel einzulassen und sich zu stark auf ihre sexuelle Erregung zu konzentrieren. Sie befürchten, dann besonders schnell zu kommen, und richten ihren Fokus auf andere Dinge. Um ihren Höhepunkt hinauszuzögern, lösen sie während des Liebesspiels komplexe mathematische Gleichungen, überdenken ihre Investmentstrategie an der Börse oder analysieren die Statistiken ihres Lieblingsteams.

Auch wenn dies alles andere als sexy wirkt, kann diese Vorgehensweise dir wirklich helfen. Sobald du realisierst, dass der Point of no Return näher rückt, atmest du tief durch und zwingst dich dazu, an etwas anderes zu denken. Die oben angeführten Themen helfen manchen – vielleicht gibt es auch ein Thema, das für dich besser geeignet ist. Im angloamerikanischen Sprachraum gibt es hierzu die Phrase: *Think about baseball! – Denk einfach an Baseball!*

Ob du dabei besser eine Pause im Liebesspiel einlegst – die du deiner Partnerin hoffentlich logisch begründen kannst – oder diese Gedanken während der Penetration selbst verfolgst, bliebt dir überlassen. Aus meiner Erfahrung als Sextherapeutin empfehle ich dir auch hier, von der Penetration für einige Minuten zum Oralverkehr zu wechseln, sodass deine Partnerin weiterhin genießen kann, während du andere Gedanken verfolgst.

Geeignete Kondome

Bislang verwendet ihr keine Kondome? Dann solltest du dies wenigstens in Erwägung ziehen, denn ein solches kann deine Ejakulation aus zwei Gründen signifikant verzögern:

- Wenn das Kondom dick genug ist – verzichte demnach auf als »gefühlsecht« angepriesene Kondome – verringert es die Stimulation deines besten Stücks während des Geschlechtsverkehrs.
- Außerdem kann ein Kondom, wenn es eng genug sitzt, in Ansätzen so funktionieren wie ein Penisring (häufig auch in Deutschland nur

als *Cockring* verkauft). Dessen Einsatz werde ich dir hier auch noch vorstellen.

Probiere ruhig unterschiedliche Kondome aus, bis du das für dich richtige gefunden hast. In einem späteren Kapitel werde ich genauer auf Medikamente und Co. eingehen. Dort wirst du auch etwas über Desensibilisierungs- oder Betäubungscremes und -sprays erfahren. Findige Hersteller haben Kondome auf den Markt gebracht, in deren Spitze bereits einige Tropfen eines solchen Mittels eingebracht sind. Ziel ist es, dein bestes Stück unempfindlicher für Berührungen zu machen, auf dass die mechanische Reizung beim Sex dich nicht zu schnell und nicht zu stark erregt.

Auf den ersten Blick wirkt diese Vorgehensweise absolut sinnvoll und erfolgversprechend. Diese Form der Desensibilisierung hat den Vorteil, dass sie sehr leicht und unkompliziert anzuwenden ist und dass ihr nicht Gefahr lauft, zusätzlich zu deiner Eichel auch noch die Vagina deiner Partnerin zu betäuben. Deshalb solltest du sie unbedingt ausprobieren. Allerdings gibt es bei dieser Methode zwei Wermutstropfen:

- Der erste Nachteil liegt auf der Hand: Nicht jeder möchte gerade in einer festen Beziehung Kondome einsetzen.
- Die Betroffenen, mit denen ich gesprochen

habe, erzielen mit dieser Methode keine großartigen Fortschritte – aber natürlich ist dies nur eine relativ kleine Stichprobe und keine wissenschaftliche Studie.

Mein Fazit: Als kurzfristige Notfallstrategie können Kondome recht ordentlich funktionieren – nebenbei solltest du aber auch nach einer langfristigen Lösung Ausschau halten.

Einmal ist keinmal

Diese Variante ist sicherlich nicht Neues für dich – sicherlich hat dich die Peinlichkeit eines vorzeitigen Samenergusses schon einmal dazu gebracht, dich um eine zweite Runde zu bemühen. Dies ist insofern zielführend, als ein Mann, der kurz nach einem Orgasmus wieder sexuell aktiv wird, beim zweiten Mal in der Regel deutlich länger durchhält und seine Partnerin demnach mit hoher Wahrscheinlichkeit besser befriedigen kann. Allerdings beinhaltet diese Vorgehensweise zwei Fallstricke:

- Wenn du keine zwanzig mehr bist, ist ein zweites Mal vielleicht gar nicht mehr drin.
- Unter Umständen gefällt deiner Partnerin die daraus resultierende und für dich notwendige kurze Unterbrechung nicht.

Deshalb haben einige Männer für sich erfolgreiche Lösungen gefunden:

- Manche verwenden einen Cockring, der für den von vorzeitigem Samenerguss Geplagten generell hilfreich sein kann. Gerade wenn es dir nach dem ersten Liebesakt gelingt, erneut eine Erektion zu bekommen, kann ein solcher Ring dir helfen, diese längere Zeit aufrechtzuerhalten. Auch Männer, die sich vor dem Liebesspiel mit der Partnerin selbst befriedigen, um im gemeinsamen Akt länger durchzuhalten, setzen gern auf einen solchen Ring. Auf weitere Vorteile und die Anwendung eines Cockrings gehe ich im nächsten Unterkapitel noch ein.
- Einige Männer haben es sich angewöhnt, die Pause zwischen erstem und zweitem Liebesakt für ihre Partnerin kurzweilig, erregend und zusätzlich befriedigend zu gestalten, indem sie diese oral, manuell oder mit Hilfsmitteln befriedigen. Einen kurzen, ansatzweisen Einblick in diese Thematik findest du im übernächsten Kapitel.
- Häufig verwenden Männer Medikamente wie *Viagra, Cialis* oder ähnliches, um nach dem ersten Sex schnell und zuverlässig eine ausrei-

chende und lang anhaltende weitere Erektion zu erreichen. Derartige Medikamente bespreche ich in einem der letzten Kapitel dieses Ratgebers.

Generell kann ich aus meiner Beratungserfahrung nur betonen, wie wichtig es ist, eine derartige Vorgehensweise mit der Partnerin abzusprechen. So sollte sie wissen, weshalb du plötzlich gesteigerten Wert auf ein mehrmaliges Liebesspiel legst. Auch ist es sinnvoll, gemeinsam zu besprechen, wo dein erster Orgasmus sich entladen darf. Es ist nicht jedermanns Sache, mit seinem besten Stück in der zweiten Runde eine vom eigenen Sperma feuchte Vagina zu penetrieren, und es ist nicht Sache jeder Frau, wenn der Samenerguss des Partners plötzlich und unerwartet auf ihren Brüsten oder ihrem Gesicht landet.

Penisringe

In der Praxis mit Klienten habe ich die Erfahrung gemacht, dass Penisringe in Deutschland weniger verbreitet zu sein scheinen als in den USA, wohin ich eher private denn berufliche Kontakte habe. Von daher ist die Chance groß, dass du mit diesem Spielzeug noch keine Bekanntschaft gemacht hast.

Penisringe oder Cockringe werden meist aus Silikon gefertigt, existieren aber auch aus Metall und werden auf den Penis geschoben. Dort schränken sie den Blutfluss aus dem erigierten Penis ein und erzeugen so eine stärkere und länger anhaltende Erektion. Dadurch können sie den Samenerguss hinauszögern oder dafür sorgen, dass eine zweite, für einen Liebesakt ausreichende Erektion zustande kommt.

Wenn du dich bislang nicht an den Einsatz derartiger Ringe herangetraut hast, ist es Zeit dies zu ändern, denn die Erfahrungsberichte sind gut:

- Im Internet schwanken die Angaben der Männer, die vorzeitigen Samenerguss mit diesem Hilfsmittel in den Griff bekommen haben, zwischen 20 und 25 Prozent – leider ohne wissenschaftliche Quellen.
- Auch in der Arbeit mit meinen Klienten berichtet etwa einer von vier Männern, auf diesem Weg Erfolge erzielt zu haben.

Wirklich wissenschaftliche Studien jedoch existieren leider nicht.

Gerade angesichts einer Vielzahl unterschiedlicher Varianten des klassischen Cockrings kann es schwerfallen, sich für das richtige Modell zu entscheiden. Da es sich dabei jedoch nicht wirklich um großartige finanzielle Investitionen handelt, empfehle ich dir, einfach unterschiedliche auszuprobieren. Anfängern empfehle ich etwas dickere, aus Silikon gefertigte Ringe. Diese sind dehnbar und dadurch sowohl leicht über den Penis zu ziehen als auch leicht wieder zu entfernen. Gerade Letzteres ist wichtig, da Anfänger häufig die Angst plagt, einen zu fest sitzenden Ring nur noch mit dem Einsatz von Feuerwehr, medizinischem Personal und schwerem Rettungsgerät entfernen zu können (Dies sind tatsächlich in Beratungsgesprächen geäußerte Befürchtungen!).

Verstellbare, vibrierende, blinkende Penisringe, Ringe aus Metall oder auch solche, die neben dem Penis noch deine Hoden umschließen, kannst du dir getrost für später aufheben. Das sind nette Spielereien ohne Mehrwert für die Verzögerung deines Samenergusses.

Wenn du dich für ein oder mehrere Modelle entschieden hast, kannst du dich zunächst an einem Probedurchlauf versuchen. So fühlst du dich beim Liebesspiel mit deiner Partnerin sicherer und erhöhst nicht noch zusätzlich deine sicherlich vorhandene Aufregung. Am besten verwendest du ein klein wenig Gleitmittel auf der Innenseite des Rings. So gleitet dieser besser und lässt sich leichter platzieren. Achte bitte darauf, dass sich das Gleitmittel mit dem Material deines Cockrings verträgt und es nicht angreift.

Hier ist gerade bei Produkten auf Ölbasis Vorsicht angebracht, da diese dein Spielzeug porös werden lassen können.

Wenn du meinem Tipp folgst und dich für einen dehnbaren Ring entscheidest, wird es dir besonders leichtfallen, ihn überzuziehen. Dabei ist es egal, ob dein bestes Stück bereits erigiert ist oder nicht. Vielen Männern fällt es leichter, ihn zunächst über die Eichel zu ziehen, in einem zweiten Schritt bis zur Mitte des Penis zu schieben und ihn erst danach bis zum Schaftende zu ziehen. Viele Männer, die unter Ejaculatio praecox leiden, profitieren besonders stark von einem Penisring, wenn sie diesen nicht nur über ihren Penis, sondern zusätzlich auch über ihre Hoden platzieren. Dies erfordert unter Umständen etwas Übung beim Anlegen, kann als leicht unangenehm empfunden werden und eignet sich meiner Meinung nach vor allem, wenn bereits etwas Erfahrung mit diesem Sextoy vorhanden ist. Der Ring muss einerseits eng anliegen, um den Blutfluss einzuschränken, darf andererseits jedoch nicht unangenehm sein. Vermutlich fällt dir auf, dass dein Penis durch den Blutstau etwas größer und dunkelroter aussieht als normal und du die Adern und Venen deutlicher erkennen kannst. Sollte dein Penis jedoch wesentlich dunkler als gewöhnlich werden, sitzt der Ring vermutlich zu eng und du solltest ihn entfernen. Keine Panik, das geht auch bei eng sitzenden Silikonringen – unter Umständen unter Zuhilfenahme zusätzlichen Gleitmittels – kinderleicht. Spätestens nach dreißig Minuten solltest du den Ring sowieso entfernen.

Oralverkehr und Co.

Jetzt ernsthaft – wenn du dich bereits in einem Ratgeber zum Thema vorzeitige Ejakulation informierst, hast du die ersten sexuellen Erfahrungen bereits gesammelt. Dass es auch ohne den Einsatz deines besten Stücks zahlreiche Möglichkeiten gibt, uns Frauen Lust zu bescheren, ist dir bekannt – das muss ich dir nicht extra erklären. Von daher an dieser Stelle nur einige Basishinweise, die man nicht oft genug hören kann:

- Egal wie erregt du bist, egal wie weit dies deine Erregung noch steigern mag – verzichte nicht auf das Vorspiel. Für viele von uns Frauen ist dieses notwendig, um anschließend überhaupt zum Orgasmus kommen zu können.
- Setz dich nicht unter Druck, unbedingt den G-Punkt deiner Partnerin finden und stimulieren zu müssen. Dieser existiert nicht, es handelt sich dabei um einen Mythos.

- Konzentriere dich beim Cunilingus (so wird die orale Befriedigung der Frau bezeichnet) auf die Lust deiner Partnerin. Frage sie, welche Stellung sie bevorzugt und wie sie gern verwöhnt werden möchte.
- Wechsle während des Cunilingus zwischen Vagina und Kitzler, zwischen Lecken und Saugen hin und her.
- Platziere dabei ein Kissen unter ihrem Po, sodass dieser leicht angehoben wird.
- Viele Frauen kommen schneller und leichter zum Orgasmus, wenn du ihre Vagina oral verwöhnst und ihr gleichzeitig anal einen Finger einführst.
- Mit deinen Fingern kannst du ihren Kitzler mit sanftem Druck und kreisenden Bewegungen verwöhnen.
- Achte generell auf die Signale, die deine Partnerin aussendet, und darauf, was ihr gefällt und guttut.

Jede dieser Spielarten lässt sich einsetzen, um …

- deiner Partnerin doch noch einen Höhepunkt zu verschaffen, nachdem der deine sich (wieder einmal) zu früh entladen hat,
- deine Partnerin so nah an die Schwelle zum

Orgasmus zu bringen, dass sie selbst trotz der Kürze durch deine Penetration zum Höhepunkt kommt,

- deiner Partnerin einen Orgasmus zu bescheren, bevor du in sie eindringst,
- deiner Partnerin die Zeit zwischen zwei Liebesakten zu versüßen – auf dass du dich erholen und Kraft tanken kannst.

Gerade zu diesem Thema findest du in dem Ratgeber *Der weibliche Orgasmus von Tina Rose* sehr viel wertvolle Informationen und Ratschläge. Dort gehe ich auch auf die Möglichkeiten des Fingerspiels und den Einsatz von Sextoys ein.

Medizinische Behandlung und Therapie

Sprich mit Onkel Doktor

Selbstverständlich sind viele Menschen es nicht gewohnt, offen über sexuelle Themen zu sprechen und selbstverständlich sind gerade sexuelle Schwierigkeiten, sexuelle Funktionsstörungen vielen peinlich. Dies allein erklärt jedoch nicht, weshalb gerade das Thema Ejaculatio praecox von den Betroffenen geradezu totgeschwiegen wird, während mit erektiler Dysfunktion ein weiteres Thema aus dem Bereich der sexuellen

Probleme deutlich häufiger und deutlich offener thematisiert wird. So stellen beispielsweise Porst et al. fest, dass der Großteil der Betroffenen sich der Problematik des vorzeitigen Samenergusses zwar sehr wohl bewusst ist, jedoch weniger als jeder zehnte Betroffene einen Arzt konsultiert und offen darüber spricht.

Der Grund ist einfach: Ärzte und Beraterinnen wie ich haben eine gestiegene Bereitschaft ihrer Patienten festgestellt, über erektile Dysfunktion zu sprechen, als mit *Viagra* ein Medikament auf den Markt kam, das den Wirkstoff Sildenafil enthielt und für die Behandlung eben dieser Störung gedacht war. Mit anderen Worten: Erst als eine Behandlung erektiler Dysfunktion möglich wurde, erkannten die Betroffenen den Nutzen, mit ihrem Arzt darüber zu sprechen. Experten sprechen hinter vorgehaltener Hand davon, dass Sensibilisierungsbemühungen beziehungsweise Marketingkampagnen bei der Einführung von *Viagra* und verwandten Medikamenten wie *Cialis* wohl durchdacht und besonders erfolgreich waren.

Wenngleich für vorzeitige Ejakulation ebenfalls Medikamente existieren – auf diese werde ich in diesem Kapitel auch noch eingehen – führt selbst *Priligy* als potentestes und bekanntestes Medikament eher ein Schattendasein. Somit wissen die wenigsten

Betroffenen von seiner Existenz. In Gesprächen mit Urologen und Pharmavertretern höre ich häufig, *Priligy* sei mit zwei negativen Folgen eher lieblos auf den Markt geworfen worden:

- Sein finanzielles Potenzial, das ähnlich dem von *Viagra* eingeschätzt wird, konnte und kann nicht voll ausgeschöpft werden.
- Es wurde die Chance verpasst, Männer (und Frauen) für die Sexualstörung Ejaculatio praecox zu sensibilisieren und dieses Krankheitsbild stärker in den Fokus der Öffentlichkeit zu rücken.

Darüber hinaus scheint es einige weitere Gründe zu geben, weshalb Ejaculatio praecox nur selten von Patienten thematisiert wird:

- Diese Sexualstörung lässt sich deutlich schwieriger (medikamentös) behandeln als erektile Dysfunktion. Angesichts ungewisser Erfolgsaussichten einer Behandlung scheuen Männer ein unangenehmes Gespräch.
- Da diese Krankheit lange Zeit nicht behandelt werden konnte, haftet ihr ein besonders negatives Image an.
- Da gerade Ejaculatio praecox häufig schon in jungen Jahren auftritt, sind vor allem auch we-

niger reife, souveräne Männer betroffen, die (noch) nicht die innere Stärke besitzen, einen Urologen aufzusuchen und ein unangenehmes Gespräch zu führen.

- Anders als bei erektiler Dysfunktion gelingt es Männern mit Ejaculatio praecox erfolgreich, ihre Partnerin zu schwängern, weshalb ein Kinderwunsch den Leidensdruck und die Dringlichkeit einer Behandlung nicht erhöht.

Trotzdem rate ich dir klipp und klar: Sprich mit Onkel Doc!

Gründe gibt es viele:

- Nur ein Fachmann kann ausschließen, dass dieses Problem schwerwiegende gesundheitliche Ursachen hat, die eine Behandlung nötig machen.
- Unter Umständen gilt es nur, einige winzig kleine Schrauben zu drehen, um ein für dich schwerwiegendes Problem zu lösen.
- Medikamente lassen sich mittlerweile zwar im Internet aus zweifelhaften Quellen beziehen, doch kannst du hier anders als bei Apothekenware nie wissen, was tatsächlich enthalten ist. Arzneimittel werden häufiger gefälscht, als wir Normalsterbliche denken.

- Deine Partnerin hat es verdient, dass du dein Problem, das leider auch sie betrifft, seriös und gezielt angehst – und dies erfordert häufig die Mithilfe eines Arztes.
- Auch du hast es verdient, Sex endlich ohne Sorgen und Leistungsdruck genießen zu können.

Die meisten dieser Gründe sind dir vermutlich nicht fremd. Also sieh deinen Problemen nicht nur ins Auge, sondern gehe diese auch gezielt an. Dazu ist es natürlich zunächst notwendig, einen für dich passenden Arzt zu finden. Dies ist für euch Männer nicht ganz so einfach wie für uns Frauen. Für uns sind regelmäßige Besuche beim Frauenarzt eine Selbstverständlichkeit. Das Berufsbild des »Männerarztes« jedoch ist in der Öffentlichkeit weniger bekannt. Selbstverständlich ist ein Besuch beim Urologen besser als nichts, aber im Idealfall konsultierst du einen – mittlerweile in jeder größeren Stadt zu findenden – Andrologen:

- Urologen behandeln auch Frauen, da sie Spezialisten für harnbildende und harnableitende Organe und Prozesse sind.
- Andrologen hingegen sind Experten für Problematiken, die die männlichen Geschlechts-

organe betreffen. Da die Andrologie häufig als Teilgebiet der Urologie gesehen wird, sind die meisten Andrologen auch Urologen.

Sinnvoll ist es meiner Meinung nach tatsächlich, eine etwas längere Anfahrt in Kauf zu nehmen und sich in die Hände eines Andrologen zu begeben. Verwirrend? Sicherlich, aber wenn du im Internet zuerst nach einem Andrologen in deiner Stadt oder Umgebung suchst und erst nach vergeblicher Suche nach einem Urologen, bist du auf der sicheren Seite.

Wenn du zum Gros derer gehörst, die ein offenes Gespräch mit dem Doktor am liebsten vermeiden, können dir die folgenden Ratschläge sicherlich helfen. Vorab jedoch ein wichtiger Hinweis: Einige meiner Klienten berichten davon, dass ihr Besuch beim Arzt bereits bei der Terminvereinbarung scheiterte. Sie haben am Telefon in dem Moment aufgelegt, als eine freundliche Arzthelferin nach dem Grund für den Besuch fragte. Deshalb:

- Nutze die Möglichkeit einer Terminvereinbarung über ein Online-Portal,
- mache dich bereit, zumindest die Arzthelferin anzuflunkern und von einer Vorsorgeuntersuchung zu sprechen,

- nimm dir vor, ganz explizit von persönlichen Schwierigkeiten zu sprechen,
- nutze im Idealfall das Telefongespräch, um diese unangenehme Problematik bereits erstmalig offen zu thematisieren. Auf diese Weise sparst du dir im Gespräch mit dem Arzt selbst jegliche Einleitung. Er weiß genau, weshalb du zu ihm kommst.

So führst du das Gespräch mit deinem Andrologen oder Urologen erfolgreich:

- Führe dir vor Augen, dass dein Arzt wirklich alles schon einmal gehört hat. Egal wie du ihm dein Problem schilderst – du wirst ihn nicht überraschen oder schockieren.
- Sprich das Thema gleich zu Beginn deines Arztbesuchs offen an. Versuche nicht, die Problematik vorzeitiger Samenerguss im Rahmen einer routinemäßigen Vorsorgeuntersuchung »irgendwie anzusprechen«. Ich versichere dir: Wie die meisten meiner Klienten wirst du in einem solchen Fall die Praxis zwar gründlich untersucht verlassen – jedoch ohne den eigentlichen Grund thematisiert zu haben.
- Natürlich kannst du deine Ausführungen mit dem Hinweis beginnen, wie unangenehm und

peinlich dir dieses Gespräch ist. Auch wenn dies für deinen Arzt sicherlich nichts Neues ist, kann es dich doch beruhigen und ein guter Einstieg sein.

- Mach dir bitte keine Gedanken über die Verwendung korrekter medizinischer Termini. Ob du von »Ejaculatio praecox« oder »vorzeitigem Samenerguss« sprichst oder einfach mitteilst, beim Sex zu schnell zu kommen, ist deinem Arzt gleichgültig und hat keine Auswirkung auf die Behandlung.
- Drucke die in diesem Ratgeber verwendeten Fragebogen aus – du findest sie auch als praktische Pdf-Datei im Downloadbereich – und bringe sie ausgefüllt zu deinem Arztbesuch mit.
- Nimm dir vorab immer wieder einige Minuten Zeit und lege eine Liste mit weiteren Beschwerden oder Auffälligkeiten an. Dies können beispielsweise gelegentliche erektile Dysfunktion, sexuelle Unlust, Brennen beim Wasserlassen oder generelle gesundheitliche Probleme sein.
- Notiere ebenfalls alle von dir eingenommenen Medikamente oder Nahrungsergänzungsmittel.
- Da der Weg zum Arzt von den wenigsten Männern als Allerserstes beschritten wird, solltest

du auch schriftlich festhalten, welche Tipps, Tricks, Übungen, Methoden und Ratschläge du zuvor ausprobiert hast. Dazu hilft dir ebenfalls eine Liste im Downloadbereich. Auch wenn dies schwerfällt, solltest du die Erfolge isoliert festhalten, die du mit den einzelnen Übungen und Methoden erzielst.

- Ob du deine Partnerin zur Unterstützung mitnimmst, musst du selbst entscheiden. Die meisten Männer, mit denen ich gesprochen haben, sehen sich dadurch noch stärker unter Druck gesetzt.

Typischerweise wird der von dir gewählte Arzt einfühlsam und professionell agieren und im Gespräch versuchen, Problematik, Symptome, Leidensdruck und potenzielle Ursachen einzugrenzen. Anschließend folgen in der Regel einige leider nicht immer angenehme Untersuchungen, mit denen er chronische Prostata-Entzündung, Schilddrüsenfehlfunktion und weitere körperliche Ursachen ausschließen möchte. Abschließend kann er dir in vielen Fällen bereits einen Behandlungsplan präsentieren. Um unnötige Verzögerungen zu vermeiden, kann es sinnvoll sein, vorab von deinem Hausarzt ein großes Blutbild machen zu lassen und die Ergebnisse mitzubringen.

Weder bin ich persönlich Ärztin noch möchte ich Ärzte generell schlechtreden. Dennoch solltest du eines wissen: In einigen – zugegeben älteren – Studien berichten teilweise über 90 Prozent der Befragten, dass eine Ejaculatio praecox bei ihnen nicht ernst genommen oder behandelt wurde, obwohl sie ihre Ärzte über die Problematik informierten. Dies mag sich geändert haben und wird sicherlich gerade bei einem Andrologen anders sein. Dennoch solltest du vorbereitet sein, einen weiteren Arzt zu konsultieren, wenn der Urologe deiner Wahl dich und deine Probleme als nicht behandlungsbedürftig einstuft und dir außer tröstenden und beruhigenden Worten nichts zu bieten hat – aber auch, wenn die Chemie zwischen euch nicht stimmt.

Psychotherapie und Verhaltenstherapie

In der Mehrzahl der Fälle sind es nicht körperliche Ursachen, sondern psychologische Faktoren, die zu vorzeitigem Samenerguss führen – an erster Stelle steht hier die Angst, zu früh zu kommen. Aber wie bereits beschrieben, sind weitere Ursachen möglich:

- Starke Aufregung
- Beziehungsprobleme

- Sorgen
- Stress
- Depression
- Sexuelle Traumata

Deshalb ist es naheliegend, bei der Behandlung von vorzeitigem Samenerguss auf die Unterstützung durch einen Psychotherapeuten zurückzugreifen. Achte darauf, dass es hier unterschiedliche anerkannte Verfahren gibt. Besonders erfolgreich bei einer Ejaculatio praecox ist die Verhaltenstherapie. Dies scheint mir auch ohne Medizinstudium logisch, da viele Männer im Rahmen ihrer sexuellen Entwicklung keine oder nur unzureichende Kontrolle über ihren Ejakulationsreflex gelernt haben. Dadurch nehmen sie weder die eigenen Empfindungen noch die Reaktionen ihrer Partnerin im Vorfeld bewusst wahr und erleben den eigenen Orgasmus »als unabwendbare Naturgewalt, die sich nicht steuern lässt«, wie es einer meiner Klienten beschrieb.

Dies bestätigt auch eine Vielzahl an Studien – beispielsweise die von Grenier et al. oder von Metz et al. –, indem sie verhaltenstherapeutischen Ansätzen Erfolgsraten von gut 50 Prozent bescheinigen. Wenn du tatsächlich bereit bist, dein Problem im vollen Umfang zu lösen, liefern wissenschaftliche Studien dir darüber hinaus zwei wichtige Erkenntnisse:

- Als besonders kann nach Cormio et al. die Kombination von Verhaltenstherapie und medikamentöser Behandlung (Einsatz von *Dapoxetin/Priligy*, darüber erfährst du auf den nächsten Seiten noch Genaueres) eingestuft werden.
- Innerhalb der Verhaltenstherapie ist der Ansatz der funktionalen Sexualtherapie nach Masters und Johnson besonders erfolgreich – einerseits sind dabei in der Regel verhältnismäßig wenig Sitzungen (15 bis 30) notwendig, andererseits ist dabei der Einbezug deiner Partnerin zwingend.

Prinzipiell solltest du stets im Hinterkopf haben, dass Ärzte und Therapeuten zwar wirklich Fachleute sind, aber auch persönliche Meinungen, Einstellungen oder finanzielle Interessen haben und gelegentlich sogar Scheuklappen tragen. Deshalb ist es wichtig, dass du nicht »irgendeine« Therapie machst, sondern dich im Vorfeld – beispielsweise mit diesem Ratgeber oder auch mit einer umfangreichen Internetrecherche – für ein oder zwei Therapieansätze entscheidest, die dir in deiner individuellen Situation sinnvoll erscheinen. Wenn du einen Experten konsultierst, der dir eine andere Form der Therapie anbietet, ohne dies fundiert begründen zu können, solltest du am besten den nächsten aufsuchen. Unter Umständen sieht dieser eine Arzt oder Therapeut nicht dich als Person, sondern spult sein gewohntes Standardprogramm ab.

Wenn dein vorzeitiger Samenerguss deine Beziehung oder dein Intimleben bereits so stark belastet, dass jegliche sexuelle Annäherung vermieden wird, kann auch eine generelle Sexualtherapie angebracht sein. Diese hat in Fällen wie dem deinen das Ziel, dir mehr Selbstvertrauen in sexuellen Dingen zu geben, dir Versagensängste zu nehmen und dir zu helfen, deine in der Regel starke Fokussierung auf den Samenerguss zu minimieren. Dadurch wird dir oder euch geholfen, eine neue, entspannte und befriedigenden Sexualität aufzubauen.

Medikamente

Wenn du alle anderen Wege ausprobiert hast, ohne dass sich Besserung eingestellt hätte, und dein Leidensdruck wirklich so groß ist, dass du ernsthaft über den Einsatz von Medikamenten nachdenkst, möchte ich dir Folgendes mit auf den Weg geben:

- Keine Wirkung ohne Nebenwirkung! Jedes Medikament hat Nebenwirkungen und einige Medikamente, die ich gegen vorzeitigen Samenerguss anführen werde, haben sehr starke Nebenwirkungen.

- Kein Medikament ohne Arzt! Ich rate dir dringend davon ab, auf eigene Faust im Internet Medikamente zu kaufen und einzusetzen. Mediziner haben nicht umsonst ein umfangreiches Studium hinter sich. Medikamente solltest du niemals nehmen, ohne vorher einen erfahrenen Mediziner konsultiert zu haben. Im besten Fall setzt du das Medikament falsch und erfolglos ein, im schlechten Fall musst du mit lebenslangen negativen Folgen rechnen. Außerdem sagt mir der gesunde Menschenverstand, dass nicht jede seriös erscheinende Verkaufs- und Beratungsseite im Internet tatsächlich seriös ist. Wirkungslose Tabletten neu etikettieren und neu verpacken kann theoretisch jeder …
- Allein die Tatsache, dass du ernsthaft über den Einsatz von Medikamenten nachdenkst, belegt das Ausmaß deines Leidensdrucks. Deshalb: Geh zum Arzt! Deine Angst, dich unter vier Augen einem Profi zu offenbaren und dir Hilfe zu holen, kann doch nicht wirklich größer sein als deine Angst, Medikamente (unter Umständen sogar aus unbekannter Quelle) zu schlucken!

Dapoxetin – DAS Mittel der Wahl

Um vorzeitigem Samenerguss entgegenzuwirken, wird mittlerweile häufig das Medikament *Priligy* mit dem Wirkstoff Dapoxetin verschrieben. Dabei handelt es sich um einen Serotonin-Wiederaufnahmehemmer. Dieser liegt mit 30 und 60 mg in zwei unterschiedlichen Dosierungen vor und verlängert die Zeit bis zum Samenerguss signifikant: Laut Studien verlängert es die Zeit des Geschlechterverkehrs sowohl bei lebenslangem als auch bei erworbenem vorzeitigem Samenerguss auf das Drei- und Vierfache. Außerdem ist eine deutliche Verbesserung der Zufriedenheit sowohl beim Einnehmendem als auch bei seiner Partnerin festzustellen. Dazu wird der Wirkstoff ein bis zwei Stunden vor dem Geschlechtsverkehr oral zugeführt.

Da die Wirkung eines Medikaments immer auch mit Nebenwirkungen einhergeht, existieren diese natürlich auch bei Dapoxetin, halten sich hier jedoch in Grenzen. In Abhängigkeit von der Dosis wurden Übelkeit, Durchfall, Kopfschmerzen und Schwindelgefühle festgestellt, wobei diese Probleme nach mehrmaliger Anwendung weniger zu werden scheinen. Der Beipackzettel von *Priligy* führt folgende Nebenwirkungen an:

Sehr häufige Nebenwirkungen (mehr als 1 von 10 Männern können betroffen sein):

- Schwindelgefühl
- Kopfschmerzen
- Übelkeit

Häufige Nebenwirkungen (bis zu 1 von 10 Männern können betroffen sein):

- Gefühl der Reizbarkeit, Angstzustände, gesteigerte Unruhe und Ruhelosigkeit
- Taubheitsgefühl oder Kribbeln
- Schwierigkeiten, eine Erektion zu bekommen oder beizubehalten
- Übermäßiges Schwitzen oder Hitzewallungen
- Durchfall, Verstopfung oder Blähungen
- Magenschmerzen, Geblähtheit oder Erbrechen
- Schlafprobleme oder ungewöhnliche Träume
- Gefühl der Müdigkeit oder Schläfrigkeit, Gähnen
- Verstopfte Nase (nasale Verengung)
- Anstieg des Blutdrucks
- Konzentrationsschwierigkeiten
- Schütteln oder Zittern
- Vermindertes Interesse an Sex
- Ohrgeräusch
- Verschwommensehen

- Verdauungsstörungen
- Mundtrockenheit

Gelegentliche Nebenwirkungen (bis zu 1 von 100 Männern können betroffen sein):

- Ohnmachtsanfälle oder Schwindelgefühl nach dem Aufstehen (siehe oben aufgeführte Ratschläge)
- Stimmungsveränderung, Gefühl der starken Erregtheit oder paranoide Gefühle
- Gefühl der Verwirrtheit, Desorientiertheit oder Unfähigkeit, klar zu denken
- Langsamer oder unregelmäßiger Herzschlag oder beschleunigter Herzschlag
- Verlust des Geschlechtstriebs, Probleme, einen Orgasmus zu bekommen
- Gefühl von Schwäche, Schläfrigkeit, Lethargie oder Müdigkeit
- Gefühl von Depression, Nervosität oder Gleichgültigkeit
- Sich erhitzt, unruhig, unnormal oder betrunken fühlen
- Sehstörungen, Augenschmerzen oder erweiterte Pupillen
- Niedriger oder hoher Blutdruck
- Juckreiz oder kalter Schweiß

- Schwindel
- Geschmacksstörungen
- Zähneknirschen

Seltene Nebenwirkungen (bis zu 1 von 1.000 Männern können betroffen sein):

- Schwindelgefühl nach körperlicher Anstrengung
- Plötzlich eintretender Schlaf
- Stuhldrang

Generell lässt sich festhalten, dass Dapoxetin an mehr als 6.000 Probanden getestet wurde und deshalb als gut untersucht gelten kann. Auch mit Entzugserscheinungen musst du nicht rechnen.

Weshalb du dieses Medikament ausschließlich nach Rücksprache mit deinem Arzt einnehmen solltest, liegt auch daran, dass dieser sicherlich Blutdruck und Herzfrequenz bei dir messen wird, um sicherzugehen, dass nicht von vornherein Risiken bestehen, die den Einsatz dieses Medikaments ausschließen.

Leider kannst du nicht damit rechnen, dass deine Krankenkasse die Kosten für *Priligy* übernimmt. Allerdings – und dies ist eher Information als Tipp – existieren deutlich günstigere Serotonin-Wiederaufnahmehemmer, die von deinem Urologen oder Andrologen als »Off-Label-Behandlung« verschrieben werden können. Das heißt, für einen nicht bestimmungsgemäßen Gebrauch und somit gegen eine Erkrankung, für die es von den Behörden nicht offiziell zugelassen ist.

Anästhetika

Der Einsatz von Anästhetika folgt einem logischen Prinzip: Werden Orgasmus und Ejakulation durch körperliche Berührungen und Empfindungen ausgelöst, verzögert sich dies, wenn Berührungen und Empfindungen weniger intensiv erlebt werden.

Diese älteste Form der medikamentösen Behandlung von vorzeitigem Samenerguss hat sich zwar bewährt, ist jedoch teilweise sehr umständlich. Prinzipiell existieren unterschiedliche Varianten:

- Cremes
- Spray
- Tabletten

Cremes

Lokal wirkende Mittel existieren in Form von Betäubungscremes, die 20 bis 30 Minuten vor dem Geschlechtsverkehr auf die Eichel aufgetragen werden und ihre Berührungsempfindlichkeit reduzieren. Diese arbeiten in der Regel mit den Wirkstoffen Lidocain oder Prilocain, haben jedoch zwei unangenehme Nachteile:

- Gelangen diese Wirkstoffe über deinen Penis in die Vagina deiner Partnerin, betäubst du diese – nein, nicht deine Partnerin, ihre Vagina! Deshalb ist es notwendig, entweder ein Kondom zu verwenden oder aber das Mittel vor dem Sex gründlich abzuwaschen – für mich beides keine wirklich prickelnde Vorstellung.
- Sollte das Vorspiel sich etwas ausdehnen und der eigentliche Akt länger auf sich warten lassen, könntest du mehr als enttäuscht werden. Bei einer signifikanten Anzahl an Männern kommt es 30 bis 45 Minuten nach Auftragen der Creme zu einem Erektionsverlust.

Dein Gefühl beim Orgasmus wird übrigens von diesen Cremes nicht beeinträchtigt. Die Wirkung der Cremes jedoch ist bei allen Nachteilen fantastisch: Busato et al. haben gezeigt, dass die Dauer bis zur Ejakulation durchschnittlich von 1,49 Minuten auf 8,45 Minuten steigt. Rezeptfrei und eigentlich für andere Zwecke gedacht, erhältst du in der Apotheke die Creme *EMLA*. Auch diese lässt sich zu einer Verzögerung der Ejakulation einsetzen.

Spray

Unter dem Namen *Fortacin* existiert ein Spray, das eine Lidocain-Prilocain-Mischung auf deinem Penis verteilt. Anders als bei den Cremes dringen die Wirkstoffe bei dieser Form der Darreichung schneller in deinen Körper ein, sodass es ausreicht, das Spray wenige Minuten vor dem Geschlechtsverkehr zu verwenden und Rückstände kurze Zeit später mit einem feuchten Tuch abzuwischen. *Fortacin* versechsfacht die Zeit bis zur Ejakulation.

Tabletten

In Tablettenform findest du das zu den Opioiden zählende *Tramadol*, das dein Körper sehr schnell aufnehmen kann und in wenigen Stunden abbaut. Normalerweise wird dieses bei der Behandlung mäßiger bis starker Schmerzen eingesetzt, kann jedoch vorzeitigen Samenerguss hinauszögern. In Abhängigkeit von der Dosis beschreiben Hatzimouratidis et al. eine Verlängerung des Liebesakts um das 2,5-fache.

Safarinejad zufolge hingegen erzielt der Einsatz von *Tramadol* bei Probanden mit extremen Formen des vorzeitigen Samenergusses (Ejakulation nach durchschnittlich 19 Sekunden) größere Erfolge. Hier verzögerte sich der Orgasmus um das 12-fache, sodass die

Teilnehmenden erst nach vier Minuten ejakulierten.

Da bei diesem Medikament aber neben Übelkeit, Schwindel, Benommenheit und Erbrechen auch Sucht und Atembeschwerden zu den Nebenwirkungen zählen, habe ich es nur der Vollständigkeit halber aufgeführt.

Medikamente zweckentfremdet

Off-Label-Anwendungen

Zu den klassischen, bereits angesprochen Off-Label-Anwendungen zählt der Einsatz vieler Antidepressiva. Als Nebenwirkung freuen Patienten sich hier häufig über deren orgasmusverzögernde Wirkung. So sind die selektiven Serotonin-Wiederaufnahmehemmer Citalopram, Fluoxetin, Fluvoxamin, Paroxetin und Sertralin zwar ausschließlich für den Einsatz bei depressiven Patienten zugelassen, werden jedoch teilweise auch zur Behandlung von vorzeitigem Samenerguss eingesetzt.

Problematisch beim Einsatz dieser Medikamente ist, dass diese dann am besten wirken, wenn du sie täglich nimmst. Die Ejakulationsverzögerung wird einige Tage nach Einnahmebeginn einsetzen, erreicht jedoch erst nach ein oder zwei Wochen ihren Höhepunkt. Probleme beim Einsatz dieser Medikamente bereitet die Tatsache, dass dein Körper sich nach einigen Monaten daran gewöhnt und weniger stark darauf anspricht.

Weniger geeignet sind diese Medikamente für den Einsatz im Bedarfsfall. Zwar ist hier eine positive Wirkung vorhanden, doch ist diese verhältnismäßig schwach und setzt erst drei bis sechs Stunden nach Medikamenteneinnahme ein.

Außerdem musst du vor allem zu Beginn mit folgenden Nebenwirkungen rechnen, die jedoch nach einigen Wochen nachlassen beziehungsweise verschwinden:

- Müdigkeit
- Schläfrigkeit
- Gähnen
- Übelkeit
- Erbrechen
- Mundtrockenheit
- Durchfall
- Schwitzen

Außerdem klagen einige wenige Patienten über eine verminderte Libido, die Unfähigkeit, einen Orgasmus zu erreichen oder zu ejakulieren oder generelle Erektionsstörungen.

Bei allem, was ich an dieser Stelle schreibe, musst du eines im Hinterkopf behalten: Ich bin keine Medizinerin und wir sprechen hier von starken Medikamenten, die extreme Nebenwirkungen bis hin zu Selbstmordgedanken und Selbstmordversuchen haben können. Solche Medikamente darfst du nur unter ärztlicher Aufsicht einnehmen, aber auch nur unter ärztlicher Kontrolle systematisch und schrittweise absetzen.

Viagra und Co.

Medikamente wie *Viagra*, *Levitra* oder *Cialis* sind ursprünglich dafür entwickelt und zugelassen worden, um erektile Dysfunktion zu behandeln. Für dich und deine Zwecke sind sie aus drei Gründen interessant:

- Die wissenschaftlich fundierte Studie von McMahon et al. zeigt, dass die Einnahme von Sildenafil, dem in *Viagra* enthaltenen Wirkstoff, das Vertrauen in die eigene sexuelle Leistungsfähigkeit und die allgemeine sexuelle Zufriedenheit erhöht, die Angst vor schwachen sexuellen Leistungen verringert und die Ejakulationskontrolle verbessert. Dadurch wirkt es sich generell positiv auf deine Sexualität aus.
- Außerdem erleichtern es dir derartige Medika-

mente natürlich, deine Partnerin nach der ersten Ejakulation möglichst zeitnah ein zweites Mal zu beglücken. Bei diesem zweiten Mal dauert es in der Regel signifikant länger, bis du kommst.
- Mehrere Studien haben gezeigt, dass *Viagra* und Co. eine ideale Ergänzung zu einem Serotonin-Wiederaufnahmehemmer oder einer Verhaltenstherapie sein können und diese ideal ergänzen.

Steroide

Anabole Steroide zähle ich nur der Vollständigkeit halber auf. Zwar existieren unterschiedliche Studien, die sich mit den Auswirkungen von Steroidmissbrauch auf das Sexleben von Sportlern auseinandersetzen, doch sind die Ergebnisse nicht eindeutig, die Anzahl der Studienteilnehmer zu gering und die Nebenwirkungen zu groß.

Aus der Arbeit mit Klienten kann ich dir nur sagen, dass – neben zahlreichen negativen Auswirkungen – unter anderem zwei positive Auswirkungen auf vorzeitigen Samenerguss bei Anabolikamissbrauch berichtet werden:

- Einige Sportler berichten von einem verzögerten Orgasmus.

- Andere berichten davon, zwar noch immer vorzeitig zu kommen, anschließend jedoch fähig und willens für eine sofortige zweite Runde zu sein, in der die Reizschwelle höher ist und sie dann erst nach Längerem kommen.

Auch hier der für dieses Kapitel fast schon obligatorische Hinweis an dich: Kein Medikamentenkonsum ohne ärztliche Konsultation!

Zu guter Letzt…

Unter der Überschrift »Zu guter Letzt« gebe ich meinen Lesern noch etwas mit auf den Weg, was ich unbedingt loswerden möchte. In einem Ratgeber zum Thema vorzeitiger Samenerguss bekommt diese Überschrift eine zusätzliche Bedeutung: Zu guter Letzt sollte dein Höhepunkt, dein Samenerguss kommen – und bis dahin sollte es im Idealfall genauso lange dauern, wie du und deine Partnerin es als richtig empfinden.

Ich freue mich, dass du dich auf den Weg gemacht hast, dich diesem Idealfall anzunähern, und ich freue mich darüber, dass du dies mit meiner Unterstützung tust. Abschließend möchte ich dir ans Herz legen, hier wirklich lösungsorientiert vorzugehen:

- Vermeide es, zu stark problemorientiert zu sein und ständig an die mit deinem vorzeitigen Samenerguss verbundenen Schwierigkeiten, Sorgen und Nöte zu denken. Dies setzt dich nur unter Druck und erschwert Fortschritte.
- Denke lieber positiv und nimm bewusst jede noch so kleine Verbesserung wahr. Auch die geringste Verzögerung deines Samenergusses ist ein Schritt in die richtige Richtung. Auch die geringste Verzögerung zeigt, dass deine Mühen sich lohnen.

Über diese abschließenden Ratschläge hinaus bleibt mir an dieser Stelle nur, dir alles Gute, viel Erfolg und vor allem Durchhaltevermögen zu wünschen. Deine aktuelle Partnerin und alle zukünftigen werden es dir danken. Und wenn deine Partnerin die richtige und dein vorzeitiger Samenerguss zur Ausnahme geworden ist, dann kann der folgende Satz tatsächlich stimmen:

»Schatz, ich liebe dich und genieße den Sex mit dir, auch dann, wenn ich einmal nicht komme.«

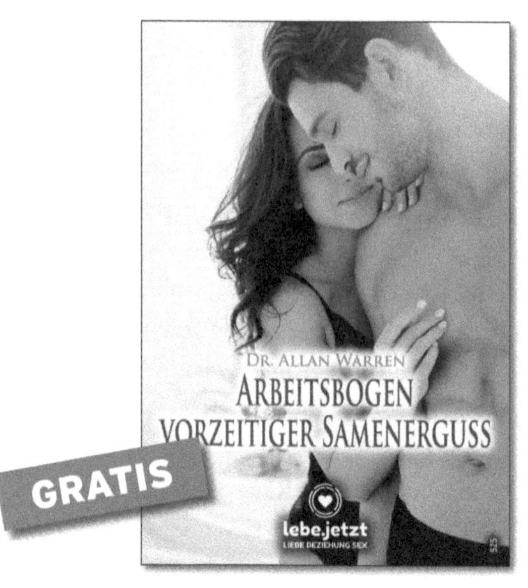

»Arbeitsbogen - vorzeitiger Samenerguss«
(16 Seiten) von Dr. Allan Warren
einfach bestellen oder herunterladen!
Füllen Sie einfach die beiliegende
Postkarte aus oder
geben Sie folgenden Code
WA1TBRDXW
im Internet auf www.lebe.jetzt ein.

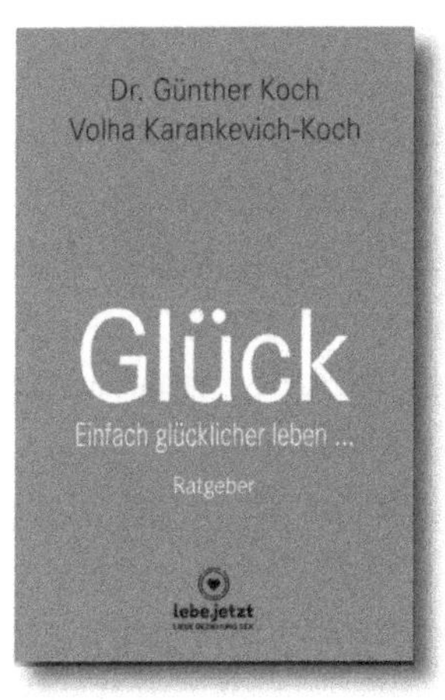

LESEPROBE:

DR. GÜNTHER KOCH
VOLHA KARANKEVICH-KOCH
GLÜCK

Mein Haus, mein Auto, meine Jacht – du und deine Werte

Werte zählen zu den Einflussfaktoren, die dein Glück nicht nur direkt, sondern auch indirekt beeinflussen. So hängt dein Glück von deinen eigenen Werten ab und dem Ausmaß, wie du diese lebst. Gleichzeitig jedoch wird dein Glück auch von den Werten deines Umfelds und der Gesellschaft, in der du lebst, beeinflusst.

Die Auseinandersetzung mit Werten mag auf den ersten Blick spießig und langweilig wirken, ist aber unerlässlich, um glücklich zu werden. Prinzipiell ist es nicht zutreffend, dass es Werte gibt, die in Bezug auf das individuelle, persönliche Glück besser oder schlechter sind als andere. Dies gilt, obwohl beispielsweise Lee und Kawachi festgestellt haben, dass Personen mit religiösen und spirituellen Werten glücklicher sind als diejenigen, die sozialen Beziehungen und Freundschaft höchste Bedeutung beimessen. Am unglücklichsten sind statistisch gesehen Personen, die extrinsische Errungenschaften wie Geld, Macht, Bildung oder Arbeit als Kernwerte nennen.

Dabei sind die Zusammenhänge sehr gering. Wirklich glücklich sein wirst du nur, wenn du ein Leben führst, in dem sich deine eigenen Werte wiederfinden. Mit anderen Worten:

Räumst du Familie, Partnerschaft und einem harmonischen Zuhause den höchsten Stellenwert ein, wird dich ein Leben als beruflich unglaublich erfolgreicher Geschäftsmann, der von Meeting zu Meeting jettet und in erstklassigen Hotels aus dem Koffer lebt, nicht glücklich machen.

Ebenso wenig wirst du glücklich werden, wenn Geld, Reichtum und Erfolg dich antreiben, du deine gesamte Zeit jedoch damit verbringst, deiner Familie ein plüschiges Zuhause zu schaffen, die Kinder zur Schule zu fahren und am Wochenende durch die Wälder zu spazieren, während die Arbeit liegen bleibt.

Aus diesem Grund beginnt der zweite Teil dieses Ratgebers mit der Arbeit an deinen Werten. Dabei möchte ich dich an der Hand nehmen und dich mit einigen einfachen Übungen dazu bringen, dir deine

Werte bewusst(er) zu machen. Behalte dabei stets im Hinterkopf, dass gerade die heutige Zeit voller Optionen ist. Letzten Endes bist einzig und allein du es, der entscheidet, wie du deine Ressourcen nutzen möchtest. Du entscheidest, wie und mit wem du deine Zeit verbringst, worin du deine Energie investierst und was du dir zu Herzen nimmst. Selbst in genau dieser Sekunde hast du eine Entscheidung getroffen – nämlich die, dieses Buch weiterzulesen.

Diese Entscheidungsfreiheit jedoch macht das Leben kompliziert, da aus allen Richtungen an dir gezerrt und gezogen wird:

Einerseits wird erwartet, dass du einen festen Partner oder eine feste Partnerin hast und eine Familie gründest – andererseits scheinen Promiskuität und eine möglichst hohe Anzahl an Sexualpartnern erstrebenswert.

Einerseits scheinen fettes SUV, Markenkleidung und teure Sonnenbrillen ein gutes Leben auszumachen – andererseits wird die eher schlecht bezahlte Arbeit einer Krankenschwester oder eines Sozialarbeiters hoch geschätzt.

Einerseits gelten Weltoffenheit, interkulturelle Kompetenz und Individualreisen als Kernelement eines modernen, guten Lebens – andererseits hat angesichts des Klimawandels der Begriff »Flugscham« Einzug in den deutschen Wortschatz gehalten.

Einerseits möchtest du einfach mal ein ruhiges Wochenende in den eigenen vier Wänden verbringen – andererseits fordern deine Profile auf Instagram und Facebook Fotos vor exotischer Kulisse.

Dieses Ziehen und Zerren führt manch einen in den Burn-out. Denn geht die Allgemeinheit in der Regel davon aus, dass Burn-out die Folge von zu viel Arbeit und Anstrengung ist, sieht die Realität anders aus. Tatsächlich ist Burn-out die Folge von Arbeit und Anstrengung, die als sinnlos erachtet wird. Anders ließe es sich auch nicht erklären, dass beispielsweise Bundeskanzlerin Merkel in Krisenzeiten bis zu 140 Stunden pro Woche arbeitet, ohne auch nur in die Nähe eines Burn-outs zu kommen.

Doch wie sieht die Realität für viele von uns aus, die ihre Passion noch nicht gefunden haben?

Arbeiten diese hart, um sich das wunderschöne, hochmotorisierte Auto leisten zu können, nur um dann festzustellen, dass dessen Zauber schon nach wenigen Wochen verflogen ist?

Sparen diese ein Jahr lang, um den Traumurlaub auf den Malediven zu finanzieren, nur um schon kurz nach ihrer Rückkehr wieder die Tage zu zählen, die es dauern wird, um dem Alltag das nächste Mal zu entfliehen?

In dieser Situation müssen es nicht 140 Arbeitsstunden pro Woche wie bei Frau Merkel sein. In dieser Situation reicht auch das normale Arbeitspensum, um unglücklich zu sein. Beheben lässt sich dies lediglich, indem du herausfindest, woran dir wirklich etwas liegt, und du dein Leben bestmöglich an diesen Werten ausrichtest. Diese Werte sind es, denen du auf deinem Weg zum Glück Priorität einräumen solltest.

Keine Angst, du musst dich nicht für Monate auf eine einsame Insel zurückziehen, am anderen Ende der Welt meditieren oder teure Workshops zu Selbstfindung, Werten und Visionen besuchen. Es ist schon ausreichend, sich ganz bewusst mit den eigenen Werten auseinanderzusetzen, und genau damit hast du mit der Lektüre dieses Kapitels bereits begonnen!

Bevor ich dir jedoch konkrete Schritte für eine neue Wertorientierung aufzeige, ist es sinnvoll, den Begriff Werte etwas genauer zu beleuchten:

Schäfer und Höflinger erklären Werte als »Orientierungsmaßstäbe, an denen sich Menschen in ihrem Urteilen und Handeln ausrichten und welche als gut, nützlich und sinnvoll erachtet werden«.

Das europäische Ethik-Netzwerk definiert Werte als »tief-verwurzelte, bedeutsame und durchdringliche Überzeugungen, Haltungen (Einstellungen), Ideale und Bedürfnisse [...]«.

Unabhängig von diesen beiden Definitionen sind Werte grundlegender Bestandteil unserer psychologischen Verfassung und unserer Identität. Wir werden durch das definiert, was wir in unserem Leben für wichtig halten. Wir werden durch die Dinge definiert, denen wir Priorität einräumen:

Wenn dir Geld wichtiger ist als alles andere, dann wird dies deine Persönlichkeit, deine Identität ausmachen.

Wenn Sex und Drogenkonsum das Wichtigste in deinem Leben sind, dann wird dies deine Identität definieren.

Diese große Bedeutung von Werten sorgt dafür, dass jegliche Persönlichkeitsentwicklung oder -veränderung, dass jeder Schritt in Richtung Glück eine Neuausrichtung unseres inneren Wertekompasses braucht. Nur wenn du weißt, was du schätzt, kannst du dein Leben in Übereinstimmung mit diesen Werten führen. Nur dann kannst du echtes Glück empfinden. Wenn du jedoch deine Werte nicht kennst, verletzt du sie täglich.

Zeit für das Wesentliche – die Power Hour für mittelgroße To-dos

Natürlich sind es nicht allein die kleinen und kleinsten To-dos, die unser Arbeiten oder unser Entspannen unterbrechen und uns Zeit rauben. Vielmehr sind es häufig auch die Dinge, die unsere Aufmerksamkeit und unsere Energie einige Minuten in Beschlag nehmen:

Der Anruf bei der Kundenhotline, der noch zu erledigen ist.

Das Entkalken der Kaffeemaschine.

Hier einfach die 30-Sekunden-Regel in eine 5-Minuten-Regel umwandeln zu wollen, ist nicht sinnvoll. Dadurch würdest du deinen Tagesablauf wieder und wieder signifikant unterbrechen, jeglichen Workflow verlieren und könntest letztendlich weder produktiv arbeiten noch hättest du Zeit für die schönen Dinge im Leben. Aus diesem Grund sind es genau diese mittelgroßen Aufgaben, die häufig so lange aufgeschoben werden, bis es wirklich nicht mehr anders geht. Ein schlechtes Gewissen und konstante Ablenkung von wichtigen Dingen begleiten dich bis dahin.

Statt die 30-Sekunden-Regel anzupassen, hält das Zeitmanagement eine deutlich sinnvollere Technik bereit: die Power Hour. Dabei führst du ein oder zwei fixe Termine pro Woche ein, zu denen du jeweils 60 Minuten für deine mittelgroßen To-dos reservierst. In dieser Zeit arbeitest du zügig und hoch konzentriert, um möglichst viele dieser Aufgaben abzuarbeiten. Wichtig dabei sind zwei Dinge:

Plane deine Power Hour immer am gleichen Wochentag und um die gleiche Uhrzeit. Es geht darum, die Power Hour zu einer fixen Einrichtung in deinem Wochenablauf zu machen – andernfalls wirst du nach Abflauen der Anfangseuphorie schnell dazu übergehen, deine Power Hour aufzuschieben oder ausfallen zu lassen.

Achte darauf, dass deine Power Hour auch wirklich nach sechzig Minuten endet. Es geht nicht darum, einfach nach und nach die Kleinigkeiten abzuarbeiten, die sich im Laufe der letzten Tage angesammelt haben. Vielmehr soll genau eine Stunde investiert werden, um unter Hochdruck Dinge abzuschließen, die sonst liegen blieben. Wenn du die Power Hour ausdehnst, nimmst du in Kauf, mit abnehmender Produktivität und in deinem üblichen Trott weiterzuarbeiten.

Um wirklich von der Power Hour zu profitieren, solltest du stets ein kleines Notizbüchlein bei dir tragen oder am Computer ständig ein Dokument geöffnet haben. In diesem notierst du stichpunktartig Aufgaben, die du in der Power Hour erledigen möchtest, sobald dir diese unterkommen. Auf diese Weise kannst du die Konzentration schon nach wenigen Sekunden wieder wichtigeren Dingen zuwenden. Fällt dir beim Lesen eines spannenden Buches beispielsweise ein, dass du noch den Sonntagsbraten aus dem Gefrierschrank nehmen musst, kannst du zwei Sekunden investieren und dies auf einem Blatt Papier notieren oder …

du kannst aus der Traumwelt deines Romans in die Realität zurückkehren, in den Keller gehen und den Braten in die Küche bringen

du liest einfach weiter und riskierst es, den Braten einfach zu vergessen und am nächsten Tag zu hungern.

Prinzipiell bleibt es natürlich dir überlassen, zu welcher Zeit du deine Power Hour durchführen möchtest. Erfahrungswerte zeigen, dass eine Platzierung am frühen Morgen vorteilhaft ist. Dadurch wird verhindert, dass dir eine Vielzahl unerledigter To-dos während des Tages im Kopf herumschwirrt und dich von wichtigeren Dingen ablenkt. Außerdem berichten viele, dass eine frühmorgendliche Power Hour einen besonders produktiven Start in den Tag ermöglicht und Motivation für weitere Aufgaben schafft. …

weitere Ratgeber von lebe.jetzt

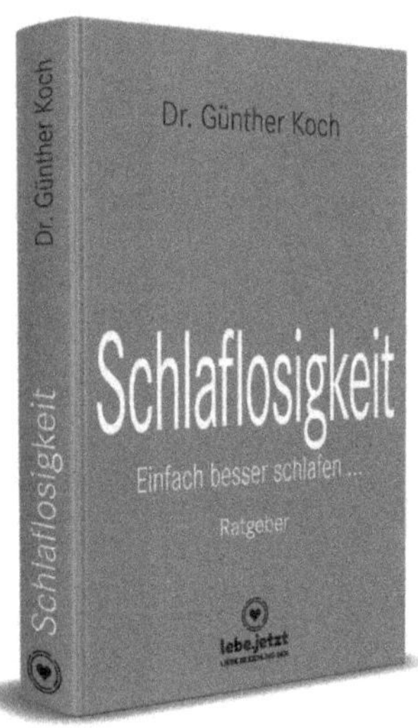

Schlaf – für die einen die Zeit des Tages, zu der sich die Anspannung langsam löst und wertvolle Energie getankt werden kann, für andere eine allabendliche Qual. Sie wälzen sich unruhig im Bett umher, lauschen stundenlang dem ruhigen, gleichmäßigen Atem des Partners und warten ungeduldig darauf, dass Sie endlich der Schlaf übermannt. Wie gewohnt gelingt es Dr. Koch, komplexe Sachverhalte gut verständlich auf den Punkt zu bringen. Er erläutert die Grundlagen gesunden Schlafs und schärft deinen Blick auf Schlaflosigkeit und ihr zugrunde liegende Aspekte. Mittels zweier Fragebogen näherst du dich deinen Schlafproblemen unter wissenschaftlichen Gesichtspunkten und bekommst Hinweise auf mögliche damit einhergehende Probleme und Erkrankungen.

weitere Ratgeber von lebe.jetzt

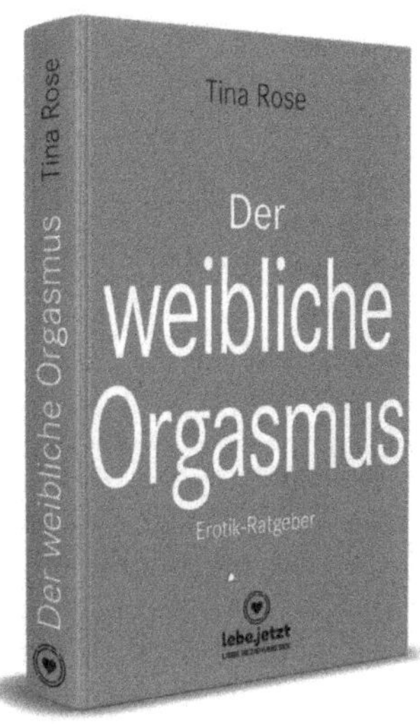

Frauen stehen auf Männer,
die wissen, was sie wollen,
und es dann auch tun –
gerade im Bett!

Ich freue mich darauf, dir dabei zu helfen,
dein Liebesleben zu aktivieren und
zu dem Mann zu werden, nach dem Frauen sich sehnen.

Eine Frau, die in deinen Armen wieder und wieder kommt,
wird so schnell nicht wieder aus deinem Bett verschwinden
– und auch nicht aus deinem Leben.

Verwendete Literatur

- Abdel-Hamid, I. A.; Abdel-Razek, M. M.; Anis, T.: Risk factors in premature ejaculation: The neurological risk factor and the local hypersensitivity. In: Jannini, E. A.; McMahon, C. G.; Waldinger, M. D. (Hrsg.): Premature Ejaculation: From Etiology to Diagnosis and Treatment. Springer Science & Business Media 2013.
- Althof, S. E., et al.: An update of the International Society of Sexual Medicine's guidelines for the diagnosis and treatment of premature ejaculation (PE). J Sex Med, 2014. 11:1392.
- Althof, S. E., et al.: International Society for Sexual Medicine's guidelines for the diagnosis and treatment of premature ejaculation. J Sex Med, 2010. 7:2947.
- Althof, Stanley E.: Psychosexual therapy for premature ejaculation. In: Translational Andrology and Urology 5(4):475–481. August 2016.
- Arackal, B. S.; Benegal V.: Prevalence of sexual dysfunction in male subjects with alcohol dependence. In: Indian J Psychiatry.49(2):109–112. Februar 2007
- Asher, Eric: Premature Ejaculation Questionnaire. Online unter http://askthedoctoruk.com/mens-health/premature-ejaculation/premature-ejaculation-questionnaire/
- Atikeler, M. K.; Gecit, I; Senol, F.: Optimum usage of prilocaine-lidocaine cream in premature ejaculation. In: Andrologia 34(6):356–359. Dezember 2002.
- Beipackzettel: Beipackzettel Priligy 30 mg Filtertabletten. Online unter https://beipackzetteln.de/priligy-30-mg-filmtabletten#collection-4
- Bundeszentrale für gesundheitliche Aufklärung: Wie geht's – wie steht's. Online unter https://www.enzkreis.de/media/custom/179_6394_1.PDF
- Busato, W.; Galindo, C.: Topical anaesthetic use for treating premature ejaculation: a double-blind, randomized, placebo-controlled study. In: BJU Int. 93(7):1018–1021. Mai 2004.
- Carani, C.; Isidori, A. M.; Granata, A.; Carosa, E.; Maggi, M.; Lenzi, A.; Jannini, E. A.: Multicenter study on the prevalence of sexual symptoms in male hypo- and hyperthyroid patients. In: Journal of Clinical Endocrinology and Metabolism 90(12):6472–6479. Dezember 2005.
- Carson. C. C.; Glasser, D. B.; Laumann, E. O.; West, S. L.; Rosen, R. C.: Prevalence and correlates of premature ejaculation among men aged 40 years and older: A United States nationwide population-based study. In : Journal of Urology 169(4):321. 2003.
- Chen, Juza; Mabjeesh, Nicola; Matzkin, Haim; Greenstein, Alexander: Efficacy of sildenafil as adjuvant therapy to selective serotonin reuptake inhibitor in alleviating premature ejaculation. In: Urology 61(1):197–200. Januar 2003.

- Chou; N. H.; Huang, Y. J.; Jiann, B. P.: The impact of illicit use of amphetamine on male sexual functions. In: Journal of Sexual Medicine 12:1694–1702. 2015.
- Cormio, L. et al. The Combination of Dapoxetine and Behavioral Treatment Provides Better Results than Dapoxetine Alone in the Management of Patients with Lifelong Premature Ejaculation. In: Journal of Sexual Medicine 12(7):1609–1615. Juli 2015.
- Corona, G.; Rastrelli, G.; Limoncin, E.; Sforza, A.; Jannini, E. A.; Maggi, M.: Interplay between premature ejaculation and erectile dysfunction: A systematic review and meta-analysis. In: Journal of Sexual Medicine 12(12): 2291–2300. Dezember 2015.
- Dinsmore Wallace; Wyllie Michael: PSD502 improves ejaculatory latency, control and sexual satisfaction when applied topically 5 min before intercourse in men with premature ejaculation: results of a phase III, multicentre, double-blind, placebo-controlled study. In: BJU International 103(7):940–949. März 2009.
- Dunn, K. M.; Croft, P. R.; Hackett, G. I.: Association of sexual problems with social, psychological, and physical problems in men and women: A cross sectional population survey. In: Journal of Epidemiology and Community Health 53(3): 144–148. März 1999.
- El-Sakka, Ahmed: Premature ejaculation in non-insulin-dependent diabetic patients. International Journal of Andrology 26(6): 329–334. Dezember 2003.
- Fatt, Quek Kia: Epidemiology of Premature Ejaculation and its Impact on Quality of Life. In: Public Health 2(2):64–69. September 2017.
- Giuliano, Francois: Premature Ejaculation: Results from a Five-Country European Observational Study. European Urology 53(5):1048–1057. Mai 2008.
- Grenier, G., et al.: Rapid ejaculation: a review of conceptual, etiological, and treatment issues. In: Archives of Sexual Behavior 24(4):447–472. August 1995.
- Hanel, Michael J.: Ejaculatio praecox. Thieme 2003.
- Hatzimouratidis, Konstantinos et al.: Guidelines on Male Sexual Dysfunction: Erectile Dysfunction and Premature Ejaculation. In: European Urology 57(5):804–814. Mai 2010.
- Homeocare: Premature Ejaculation Questionnaire. Online unter
- http://askthedoctoruk.com
- Kaplan, H. S.: The New Sex Therapy: Active Treatment of Sexual Dysfunctions. Brunner/Mazel; 1974.
- Kegel, A. H.: Sexual functions of the pubococcygeus muscle. In: Western Journal of Surgery, Obstetrics and Gynecology 60(10):521–4. Oktober 1952.
- Laumann, E. O. et al. Sexual dysfunction in the United States: prevalence and predictors. JAMA, 1999. 281:537.

- McMahon, C. G. et al.: Oral agents for the treatment of premature ejaculation: review of efficacy and safety in the context of the recent International Society for Sexual Medicine criteria for lifelong premature ejaculation. In: Journal of Sexual Medicine 8:2707–2725. Juli 2011.
- McMahon, C. G. Dapoxetine: a new option in the medical management of premature ejaculation. Therapeutic Advances in Urology 4(5):233–251. Oktober 2012.
- McMahon, Chris; Stuckey, Bronwyn; Andersen, Morten; Purvis, Kenneth; Koppiker, Nandan; Haughie, Scott; Boolell, Mitra: Efficacy of sildenafil citrate (Viagra) in men with premature ejaculation. In: Journal of Sexual Medicine 2(3):368–375. Mai 2005.
- Metz, M. E. et al. Premature ejaculation: a psychophysiological review. Journal of Sex and Marital Therapy 23(1):3–23. 1997.
- Mirone, V. et al. Results from a prospective observational study of men with premature ejaculation treated with dapoxetine or alternative care: the PAUSE study. European Urology 65(4):733–739. August 2013.
- Mohee, Amar; Eardley, Ian: Medical therapy for premature ejaculation. In: Therapeutic Advances in Urology 3(5): 211–222. September 2011.
- Morales, Alvaro; Barada, James; Wyllie, Michael G.: A review of the current status of topical treatments for premature ejaculation. In: BJU Int. 100(3):493–501. September 2007.
- Pastore, Antonio L.; Palleschi, Giovanni; Fuschi, Andrea: Pelvic floor muscle rehabilitation for patients with lifelong premature ejaculation: a novel therapeutic approach. In: Therapeutic Advances in Urology 6(3): 83–88. Juni 2014.
- Perelman, M. A.; McCulloch, A. R.; Bull, S.: The impact of self-reported premature ejaculation on other aspects of sexual function. In: Journal of Sexual Medicine 1(1): 59–98. Januar 2004.
- Pfreunde, Michael: Schon wieder zu früh ...? 3-Stufen-Programm gegen frühzeitige Ejakulation. BoD 2013.
- Porst, H. et al.: Baseline characteristics and treatment outcomes for men with acquired or lifelong premature ejaculation with mild or no erectile dysfunction: integrated analyses of two phase 3 dapoxetine trials. Journal of Sexual Medicine. 7(6):2231–2242. Juni 2010.
- Porst, H.: Der vorzeitige Samenerguss (Ejaculation praecox). In: Urologe 48: 663–674. 2009.
- Porst, Hartmut; Montorsi, Francesco; Rosen, Raymond; Gaynor, Lisa; Grupe, Stephanie; Alexander, Joseph: The Premature Ejaculation Prevalence and Attitudes (PEPA) Survey: Prevalence, Comorbidities, and Professional Help-Seeking. In: European Urology 51(3):816–824. März 2007.

- Porto, R.: The impact of premature ejaculation on quality of life of the patient, the partner and the couple. In: Sexologies 22(3): e65–e70. 2013.
- Rosen, R.; Porst, H.; Montorsi, F.: The premature ejaculation prevalence and attitudes (PEPA) survey: A multi-national survey. Journal of Sexual Medicine 1(1): 57–58. 2004.
- Rosenberg, M.T.; Sadovsky, R.: Identification and diagnosis of premature ejaculation. In: International Journal of Clinical Practice 61(6):903–908. Juni 2007.
- Rowland, D. L.; Perelman, M.; Althof, S.: Self-reported premature ejaculation and aspects of sexual functioning and satisfaction. In: Journal of Sexual Medicine 1(2):225–232. September 2004.
- Safarinejad, Mohammad; Hosseini, Seyyed Yoosof: Safety and Efficacy of Tramadol in the Treatment of Premature Ejaculation: A Double-Blind, Placebo-Controlled, Fixed-Dose, Randomized Study. In: Journal of Clinical Psychopharmacology 26(1):27–31. Februar 2006.
- Salonia, A. et al.: A prospective study comparing paroxetine alone versus paroxetine plus sildenafil in patients with premature ejaculation. In: Journal of Urology 168(6):2486–2489. Dezember 2002.
- Screponi, E.; Carosa, E.; DiStasi, S. M.; Pepe, M.; Carruba, G.; Jannini, E. A.: Prevalence of chronic prostatitis in men with premature ejaculation. Urology; 58(2):198–202. August 2001.
- Semans, James: Premature ejaculation: a new approach. In: South Medical Journal, 49(4):353–358. April 1956.
- Sigusch, Volkmar: Sexuelle Funktionsstörungen. In: Sexualmedizin (8)415–420. August 1979.
- Sommer, F.; Schmitges, J.: Störungen der Ejakulation. In: Blickpunkt DER MANN 5(4):21–27. Mai 2007.
- Symonds, T.; Roblin, D.; Hart, K.; Althof, S.: How does premature ejaculation impact a man's life? Journal of Sex and Marital Therapy. 29(5):361–370. Mai 2003.
- Vijayasenan, M. E.: Alcohol and sex. In: New Zealand Medical Journal 93(675):18–20. 1981.
- Waldinger, M. D.: Premature ejaculation: definition and drug treatment. In: Drugs 67(4):547–568. 2007.
- Waldinger, Marcel: Premature ejaculation: state of the art. In: Urologic Clinics of North America 34(4):591–599. November 2007.
- Waldinger, M. D. et al.: The use of old and recent DSM definitions of premature ejaculation in observational studies: a contribution to the present debate for a new classification of PE in the DSM-V. J Sex Med; 2008, 5:1079–1087.

- Wieder, J. A.; Bracket N.; Lynne, C.; Green, J.; Aballa, T.: Anesthetic block of the dorsal penile nerve inhibits vibratory-induced ejaculation in men with spinal cord injuries. In: Urology 55(6):915–917. Juni 2000.
- Zhang, X.; Gao, J.; Liu, J.: Prevalence rate and risk factors of depression in outpatients with premature ejaculation. In: Biomed Research International; 2013:317468.
- Zhang, Xian-sheng; Wang, Yi-xin; Huang, Xu-yuan; Leng, Jing; Li, Zheng; Han, Yin-fa: Comparison between sildenafil plus sertraline and sertraline alone in the treatment of premature ejaculation]. In: Zhonghua Nan Ke Xue, 11(7):520–2, 525. Juli 2005.
- Zietsch, Brendan P.; Miller, Geoffrey F.; Bailey, J. Michael; Martin, Nicholas G.: Female orgasm rates are largely independent of other traits: implications for »female orgasmic disorder« and evolutionary theories of orgasm. In: Journal of Sexual Medicine 8(8):2305–2316. August 2011.

Die Zitate stammen aus den folgenden Quellen:

- Hanel, Michael J.: Ejaculatio praecox. Thieme 2003.
- Sigusch, Volkmar: Sexuelle Funktionsstörungen. In: Sexualmedizin (8)415–420. August 1979.
- Sommer, F.; Schmitges, J.: Störungen der Ejakulation. In: Blickpunkt DER MANN 5(4):21–27. Mai 2007. Seite 21.

weitere Ratgeber von lebe.jetzt

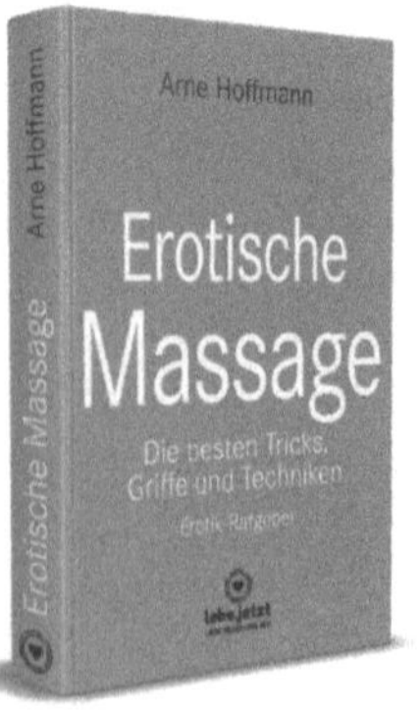

Arne Hoffmann
Erotische Massage

Eine sinnliche Massage kann eine der beglückendsten sexuellen Aktivitäten sein, die es gibt. Wenn man dann noch die besten Tricks, Griffe und Techniken beherrscht, um lustvolle Gefühle zu erzeugen, wird daraus ein geradezu himmlisches Erlebnis. Dieser Ratgeber verrät dir eine Unmenge an Tipps, aus denen du dich nur noch zu bedienen brauchst: Du wirst lernen, wie du die ideale Atmosphäre erzeugst, welche Körperzonen du auf welche Weise berühren kannst, um deinen Partner besonders heftig zu erregen, und wie du dafür sorgst, dass auch du diese Massage bis zu ihrem Höhepunkt genießt.